Série Alergia e Imunologia da
Associação Brasileira de Alergia e Imunologia

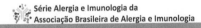

Dermatite de Contato

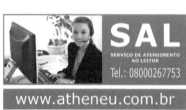

**Série Alergia e Imunologia da
Associação Brasileira de Alergia e Imunologia**

Editores da Série
**Emanuel Sávio Cavalcanti Sarinho
Valéria Soraya de Farias Sales
Norma de Paula Motta Rubini**

Dermatite de Contato

Editores do Volume
**Cristina Worm Weber
Paulo Eduardo Silva Belluco
Kleiser Aparecida Pereira Mendes**

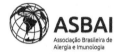
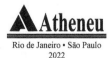

Rio de Janeiro • São Paulo
2022

EDITORA ATHENEU

São Paulo — Rua Maria Paula, 123 – 18° andar
Tel.: (11) 2858-8750
E-mail: atheneu@atheneu.com.br

Rio de Janeiro — Rua Bambina, 74
Tel.: (21) 3094-1295
E-mail: atheneu@atheneu.com.br

CAPA: Paulo Verardo
PRODUÇÃO EDITORIAL: MKX Editorial

CIP-BRASIL. CATALOGAÇÃO NA PUBLICAÇÃO
SINDICATO NACIONAL DOS EDITORES DE LIVROS, RJ

D478

Dermatite de contato / editores Cristina Worm Weber, Paulo Eduardo Silva Belluco, Kleiser Aparecida Pereira Mendes ; editores da série Emanuel Sávio Cavalcanti Sarinho, Valéria Soraya de Farias Sales, Norma de Paula Motta Rubini. - 1. ed. - Rio de Janeiro : Atheneu, 2022.
: il. ; 18 cm. (Alergia e imunologia da Associação Brasileira de Imunologia e Alergia)

Inclui bibliografia e índice
ISBN 978-65-5586-588-2

1. Dermatite de contato. 2. Alergia. 3. Imunologia. I. Weber, Cristina Worm. II. Belluco, Paulo Eduardo Silva. III. Mendes, Kleiser Aparecida Pereira. IV. Sarinho, Emanuel Sávio Cavalcanti. V. Sales, Valéria Soraya de Farias. VI. Rubini, Norma de Paula Motta. VII. Série.

22-78745	CDD: 616.973
	CDU: 616.5-002

Gabriela Faray Ferreira Lopes – Bibliotecária – CRB-7/6643
05/07/2022   08/07/2022

WEBER, C.W.; BELLUCO, P.E.S.; MENDES, K.A.P.
SÉRIE ALERGIA E IMUNOLOGIA DA ASSOCIAÇÃO BRASILEIRA DE ALERGIA E IMUNOLOGIA
Volume – Dermatite de Contato

©*Direitos reservados à EDITORA ATHENEU – Rio de Janeiro, São Paulo, 2022.*

Editores da Série

Emanuel Sávio Cavalcanti Sarinho

Professor Titular da Universidade Federal de Pernambuco (UFPE). Supervisor do Programa de Residência Médica em Alergia e Imunologia Clínica da UFPE. Presidente da Associação Brasileira de Alergia e Imunologia (ASBAI) (biênio 2021-2022).

Valéria Soraya de Farias Sales

Médica pela Universidade Federal de Campina Grande (UFCG). Mestra em Microbiologia e Imunologia pela Universidade Federal de São Paulo (Unifesp). Doutora em Imunologia Básica e Aplicada pela Universidade de São Paulo (USP). Professora Titular da Universidade Federal do Rio Grande do Norte (UFRN). Especialista em Alergia e Imunologia. Diretora Científica Adjunta da Associação Brasileira de Alergia e Imunologia (ASBAI) (biênio 2021-2022).

Norma de Paula Motta Rubini

Professora Titular Emérita de Alergia e Imunologia da Escola de Medicina e Cirurgia da Universidade Federal do Estado do Rio de Janeiro (UNIRIO). Professora do Curso de Pós-Graduação em Alergia e Imunologia da UNIRIO. Membro do Comitê de Alergia e Imunologia da Sociedade de Pediatria do Estado do Rio de Janeiro (SOPERJ). Diretora Científica da Associação Brasileira de Alergia e Imunologia (ASBAI). Presidente Vitalícia da ASBAI.

Editores do Volume

Cristina Worm Weber

Graduação em Medicina pela Universidade de Caxias do Sul (UCS). Especialista em Pediatria pela Sociedade Brasileira de Pediatria (SBP). Especialista em Alergia e Imunologia pela Associação Brasileira de Alergia e Imunologia (ASBAI). Coordenadora do Departamento de Alergia de Contato da ASBAI.

Paulo Eduardo Silva Belluco

Grauação em Medicina pela Universidade de Brasília (UnB). Mestre em Ciências da Saúde pela Escola Superior de Ciências da Saúde (ESCS). Especialista em Alergia e Imunologia pela Associação Brasileira de Alergia e Imunologia (ASBAI). Residência Médica em Alergia e Imunologia Pediátrica pelo Hospital de Base do Distrito Federal (HB). Analista Legislativo em Medicina da Câmara dos Deputados – Brasília/DF. Membro do Departamento Científico de Dermatite de Contato da ASBAI. Membro da European Society of Contact Dermatitis (ESCD).

Kleiser Aparecida Pereira Mendes

Especialista em Alergia e Imunologia pela Associação Brasileira de Alergia e Imunopatologia (ASBAI). Coordenadora da Comissão de Alergia Dermatológica da ASBAI-RJ (biênio 2021-2022). Preceptora do Setor de Alergia e Imunologia Dermatológicas do Curso de Pós-Graduação em Dermatologia do Instituto de Dermatologia Prof. Rubem David Azulay – Santa Casa da Misericórdia do Rio de Janeiro. Preceptora do Setor de Alergia do Hospital Central do Exército e do Curso de Pós-Graduação em Alergia e Imunologia da Faculdade de Medicina de Petrópolis (UNIFASE).

Colaboradores

Ana Carolina de Oliveira Martins

Título de Especialista em Alergia e Imunologia Clínica pela Associação Brasileira de Alergia e Imunologia (ASBAI). Título de Especialista em Alergia e Imunologia Pediátrica pela Sociedade Brasileira de Pediatria (SBP).

Anne-Rose Leopoldina Wiederkehr Bau

Médica Concursada do Núcleo de Alergia e Imunologia do Hospital Universitário da Universidade Federal de Santa Catarina (UFSC). Especialista em Alergia e Imunologia pela Associação Brasileira de Alergia e Imunologia (ASBAI). Título de Especialista (2007). Mestre em Medicina pela Universidade Federal do Rio Grande do Sul (UFRGS).

Cláudia dos Santos Dutra Bernhardt

Médica Alergista e Imunologista Titulada pela Associação Brasileira de Alergia e Imunologia (ASBAI). Residência Médica em Alergia e Imunologia no Instituto de Assistência Médica ao Servidor Público Estadual do Hospital do Servidor Público Estadual de São Paulo (IAMSPE/HSPE-SP). Mestre em Ciências Médicas pela Universidade Federal de Santa Catarina (UFSC). Docente do Curso de Medicina da Universidade do Vale do Itajaí (Univali). Presidente da ASBAI Regional Santa Catarina (biênio 2021-2022). Membro do Departamento de Dermatite de Contato da ASBAI.

Eliana Cristina Toledo

Professora Adjunta do Departamento de Pediatria e Cirurgia Pediátrica e Responsável pelo Serviço de Alergia e Imunologia Clínica da Faculdade de Medicina de São José do Rio Preto (FAMERP). Médica Alergista e Imunologista pela Associação Brasileira de Alergia e Imunologia (ASBAI).

Fabíola da Silva Maciel Azevedo

Pediatra com Área de Atuação em Alergia Pediátrica pela Sociedade Brasileira de Pediatria (SBP) e Associação Brasileira de Alergia e Imunologia (ASBAI). Médica Pediatra do Hospital de Força Aérea de Brasília. Membro do Departamento de Dermatite de Contato da ASBAI. Membro do Conselho Fiscal da ASBAI-DF.

Mario Cezar Pires

Dermatologista e Alergista, Mestre e Doutor em Clínica Médica pelo Instituto de Assistência Médica ao Servidor Público Estadual de São Paulo (IAMSPE). Responsável pela Gerência de Formação e Aprimoramento do Complexo Hospitalar Padre Bento de Guarulhos. Chefe da Sessão de Diagnóstico e Terapêutica do Hospital do Servidor Público Estadual de São Paulo (HSPE-SP).

Octavio Grecco

Mestre em Medicina pela Faculdade de Medicina da Universidade de São Paulo (FMUSP). Assistente Responsável pelo Ambulatório de Dermatite de Contato do Serviço de Imunologia Clínica e Alergia do Hospital das Clínicas da FMUSP (HCFMUSP). Membro da Comissão de Dermatite de Contato da Associação Brasileira de Alergia e Imunologia (ASBAI) (biênio 2021-2022).

Vanessa Ambrosio Batigália

Mestra em Ciências da Saúde pela Faculdade de Medicina de Ribeirão Preto (FAMERP). Título de Alergia e Imunologia Clínica pela Associação Brasileira de Alergia e Imunologia (ASBAI). Área de Atuação em Alergia e Imunologia Pediatrica pela Sociedade Brasileira de Pediatria (SBP) e ASBAI. Médica do Serviço de Alergia e Imunologia Clínica da FAMERP.

Prefácio

Prezado colega,

O mais recente Departamento Científico da Associação Brasileira de Alergia e Imunologia (ASBAI) criou este manual para sistematizar, de maneira prática e objetiva, o desafio de lidar com a dermatite de contato.

A fisiopatologia, o quadro clínico e o diagnóstico diferencial estão abordados de modo claro e didático. As reações de fotossensibilidade e a explanação sobre as várias modalidades de teste de contato demonstram o quanto os testes *in vitro* são fundamentais nessa temática. Dermatite de contato ocupacional e dermatite de contato em pediatria, diante de sua importância, encontram-se em capítulos próprios.

Os principais alérgenos, como metais, conservantes, fragrâncias, borracha e medicamentos, estão contemplados em capítulos com densidade suficiente para esclarecer lacunas existentes na prática clínica nacional. Enfim, um manual que vai do diagnóstico ao tratamento, construído por quem é aficcionado no estudo dessa doença.

Os editores do livro, Cristina Worm Weber, Paulo Eduardo Silva Belluco e Kleiser Aparecida Pereira Mendes, escolheram um time de autores de excelência, como Anne-Rose Leopoldina Wiederkehr Bau, Mario Cezar Pires, Eliana Cristina Toledo, Claudia dos Santos Dutra Bernhardt, Octavio Grecco, Fabíola da Silva Maciel

Azevedo e Vanessa Ambrosio Batigália. Esses profissionais, do Departamento Científico de Dermatite de Contato da ASBAI (biênio 2021-2022), estão fazendo história com este manual e merecem ser nominados.

Boa leitura e boa aprendizagem!

Emanuel Sávio Cavalcanti Sarinho
Presidente da Associação Brasileira
de Alergia e Imunologia (ASBAI)
(biênio 2021-2022)

Sumário

1 Introdução, 1
Anne-Rose Leopoldina Wiederkehr Bau

2 Fisiopatologia, 7
Anne-Rose Leopoldina Wiederkehr Bau
Kleiser Aparecida Pereira Mendes

3 Quadro Clínico, 15
Anne-Rose Leopoldina Wiederkehr Bau
Kleiser Aparecida Pereira Mendes

4 Dermatite de Contato por Fotossensibilidade, 31
Anne-Rose Leopoldina Wiederkehr Bau

5 Diagnóstico e Teste de Contato, 43
Kleiser Aparecida Pereira Mendes
Paulo Eduardo Silva Belluco

6 Diagnóstico Diferencial, 65
Mario Cezar Pires

7 Dermatite de Contato Ocupacional (DCO), 77
Anne-Rose Leopoldina Wiederkehr Bau

8 Dermatite de Contato na Infância, 85
Cristina Worm Weber

9 Principais Alérgenos, 107
Paulo Eduardo Silva Belluco

9.1 Metais, 111
Eliana Cristina Toledo
Claudia dos Santos Dutra Bernhardt

9.2 Reações a Fragrâncias, 138
Octavio Grecco

9.3 Conservantes, 161
Paulo Eduardo Silva Belluco
Fabíola da Silva Maciel Azevedo

9.4 Borracha, 177
Ana Carolina de Oliveira Martins

9.5 Dermatite de Contato aos Medicamentos, 192
Kleiser Aparecida Pereira Mendes

10 Tratamento, 209
Cristina Worm Weber
Vanessa Ambrosio Batigália

Índice Remissivo, 215

Capítulo 1

Introdução

Anne-Rose Leopoldina Wiederkehr Bau

A dermatite de contato (DC) é uma reação inflamatória cutânea que ocorre em decorrência da exposição a substâncias exógenas. Os agentes causais podem ser químicos ou metálicos que exercem efeitos tóxicos (irritantes) ou induzem respostas imunológicas predominantemente de linfócitos T (alérgenos de contato).[8] A suscetibilidade individual não se restringe a predisposição genética e sofre influências que podem ser ambientais, farmacológicas e endocrinológicas.[15] As manifestações da DC dependem do tempo de contato com o antígeno e de doenças cutâneas preexistentes.[10]

A DC acomete a população economicamente ativa acarretando prejuízos financeiros, comprometendo a qualidade de vida, a produtividade do trabalhador e ocasionando custos com tratamentos e absenteísmos, decorrentes de dispensa médica e consultas.[9] Uma metanálise avaliou 28 estudos e constatou que 20 % da população está sensibilizada a alérgenos comuns como metais e fragrâncias. A maior parte dos pacientes europeus acometidos estão na faixa etária dos 35 aos 50 anos.[8] O tempo de evolução da doença determina a variabilidade clínica e morfológica. A fase aguda caracteriza-se por lesões com bordas edemaciadas, eritematosas, com predomínio de vesículas e geralmente melhora alguns dias após a remoção dos alérgenos. A fase subaguda caracteriza-se por crostas e descamação e a fase crônica se caracteriza por lesões infiltrativas e liquenificadas.[8,11] A localização inicial da DC é importante pois costuma ser a região onde ocorreu primeiramente o contato com o agente etiológico. Os casos de longa duração ou recidivas podem acometer outras áreas, podendo ocorrer sensibilização a múltiplos agentes e autoeczematização, decorrente do prurido, que perpetua a dermatite como um ciclo vicioso.[7]

As manifestações clínicas da DC são semelhantes a uma ampla variedade de condições dermatológicas, por isto a DC é chamada de "a grande simuladora".[4] A avaliação minuciosa impede que muitos casos de DC sejam perdidos ou sejam diagnosticados erroneamente como dermatite atópica, embora muitas vezes ambas ocorram simultaneamente.[8] Além das clássicas reações eczematosas, a DC pode se manifestar como eritema multiforme, líquen plano, reações purpúricas, hipopigmentação ou hiperpigmentação, pústulas e formas linfomatosas. Existem mecanismos diferentes de DC: **dermatite de contato irritativa** e **dermatite de contato alérgica**, que serão abordados com detalhes no próximo capítulo.

O primeiro caso de DCA foi descrito em 1895 por Josef Jadassohn, o "pai" do teste de contato (TC).[5] O TC é o padrão ouro para o diagnóstico de DAC, possibilitando a identificação do alérgeno desencadeante, permitindo a exclusão do mesmo, abreviando assim as manifestações da doença e melhorando a qualidade de vida dos pacientes.[6,12,13] Os estudos realizados com o intercâmbio de informações de bancos de dados provenientes de departamentos médicos de diferentes continentes, analisados por especialistas, demonstraram que a atualização rotineira das baterias do TC e a inclusão de novos antígenos, padronizados em concentrações seguras, possibilitam ao alergista chegar ao diagnóstico correto, de acordo com características epidemiológicas e demográficas da população.[16]

Com base nas diferentes causas e características clínicas distintas, existem subtipos de DC como urticária de contato imunológica, urticária de contato não imunológica, dermatite de contato fotoinduzida, fototóxica e fotoalérgica. A DC sistêmica ocorre pela absorção do antígeno por diferentes vias: inalatória, oral, mucosa, subcutânea, intravenosa ou intramuscular, provocando erupções cutâneas em partes distantes do corpo.[8,11]

A prevalência da DC está estimada em 20%, tanto em adultos, quanto em crianças.[10] A DAC em criança muitas vezes não é diagnosticada, especialmente devido à subutilização do TC.[1] Embora a ocorrência de DC seja elevada, não existe uma bateria pediátrica padronizada. Estudos confirmam que antígenos incomuns ou casos de múltipla sensibilização podem perpetuar uma dermatite de difícil controle independente da faixa etária.[2]

O aumento exponencial da exposição a novas substâncias e produtos químicos e as mudanças nos processos de trabalho, propiciados pelo avanço tecnológico, acarretaram o crescimento da ocorrência da DC. A lista de alérgenos que causam a DCA cresce constantemente. Em 2008, por volta de 3.500 antígenos estavam catalogados[10] e atualmente são mais de 4.900 alérgenos.[3] Durante os anos de 2008 a 2015, foram descritos 119 antígenos, sendo identificados em média 17 novos por ano. Aproximadamente, um terço dos alérgenos são componentes de cosméticos, contudo, os medicamentos também são importantes sensibilizantes e devem ser considerados, especialmente entre profissionais de saúde, trabalhadores da indústria farmacêutica, de laboratórios e químicos.[3]

Os antígenos causam reação por contato direto com a pele ou transportados pelo ar por aerodispersão.[11]

Os alérgenos de contato em destaque atualmente são as fragrâncias, metais e conservantes. O níquel segue como a sensibilização mais frequente, bem como aumentou a prevalência de reações a metilisotiazolinona e metilcloroisotiazolinona.[14] Novos haptenos como liral, limoneno, linalol, carmim, salicilato de benzila, amarelo disperso 3, jasmim, hortelã-pimenta, pramoxina, goma-laca e lauril poliglucose (glicosídeos) foram incluídos.[13] Os implantes cirúrgicos na Medicina e Odontologia realizados com materiais como níquel, cobalto e cromo são fonte importante de alérgenos.[8]

Os produtos químicos novos, aos quais estamos expostos, são potenciais fatores ocultos de sensibilização. Desses, os comprovadamente alergênicos seriam poucos já que testes clínicos rigorosos de segurança são realizados com a maioria antes da comercialização. Contudo, a situação paradoxal de sensibilização a metilisotiazolinona, dita "pandemia de sensibilização" desmistificou este conceito.[3] A possibilidade de sensibilização a novos alérgenos exige a atualização constante da bateria de TC e dos médicos Alergistas brasileiros sobre esta patologia dinâmica, diria excitante, que exige raciocínio clínico e perspicácia, aliados ao alto índice de suspeição diante de cada paciente avaliado.

Referências Bibliográficas

1. Boonchai W, Chaiyabutr C, Charoenpipatsin N, Sukakul T. Pediatric contact allergy: A comparative study with adults. Contact Dermatitis. 2021 Jan;84(1):34-40.
2. Collis RW, Morris GM, Sheinbein DM, Coughlin CC. Expanded Series and Personalized Patch Tests for Children: A Retrospective Cohort Study. Dermatitis. 2020 Mar/Apr;31(2):144-6.
3. Groot AC. New Contact Allergens: 2008 to 2015. Dermatitis. 2015 Sep-Oct;26(5):199-215.
4. Elmas ÖF, Akdeniz N, Atasoy M, Karadag AS. Contact dermatitis: A great imitator. Clin Dermatol. 2020 Mar-Apr;38(2):176-192.
5. Fisher JF, Zirwas MJ. The Basics of Contact Dermatitis. 7. ed. Phoenix, 2019. Chapter 1.
6. Lachapelle JM, Mailbach HI. Patch Testing and Prick Testing: A Practical Guide Official Publication of teh ICDRG. 4. ed. Springer, 2019.
7. Lampel HP, Powell HB. Occupational and Hand Dermatitis: a Practical Approach. Clin Rev Allergy Immunol.2019 Feb;56(1):60-71.
8. Li Y, Li L. Contact Dermatitis: Classifications and Management. Clin Rev Allergy Immunol. 2021 Dec;61(3):245-81.

9. Milam EC, Nassau S, Banta E, Fonacier L, Cohen DE. Occupational Contact Dermatitis: an update. J Allergy Clin Immunol Pract. 2020 Nov-Dec;8(10):3283-93.
10. Mortz CG, Andersen KE. New aspects in allergic contact dermatites. Curr Opin Allergy Clin Immunol. 2008 Oct;8(5):428-32.
11. Nettis E, Angelini G. Practical Guide to Patch Testing. Springer, 2020.
12. Pollard BM, Collis RW, Stahl D, Coughlin CC, Sheinbein DM. Changes in Product Use and Quality of Life After Patch Testing in Children With Allergic Contact Dermatitis: A Follow-up Survey. Dermatitis, 2021.
13. Schalock PC, Dunnick CA, Nedorost S, Brod B, Warshaw E, Mowad E, et al. American Contact Dermatitis Society Core Allergen Series: 2020 Update. Dermatitis. 2020. Sep-Oct;31(5):279-82
14. Scheman A, Patel KR, Roszko K, Severson D, Brod B, Jacob SE et al. Relative Prevalence of Contact Allergens in North America in 2018. Dermatitis. 2020 Mar-Apr;31(2):112-21.
15. Schnuch A, Westphal G, Mössner R, Uter W, Reich K. Genetic Factors in contact allergy – review and future goals. Contact Dermatitis. 2011 64(1):2-23.
16. Uter W, Gellefer O, Mahler V, Geier J. Trends and current spectrum of contact allergy in Central Europe: results of the Information Network of Departments of Dermatology (IVDK) 2007-2018. British Journal of Dermatology. 2020 183(5):857-65.

Capítulo
2

Fisiopatologia

**Anne-Rose Leopoldina Wiederkehr Bau
Kleiser Aparecida Pereira Mendes**

A dermatite de contato (DC) é uma reação inflamatória que decorre da exposição repetida na pele a substâncias presentes no ambiente. Essa exposição pode ser por agentes que exercem efeitos tóxicos diretos causando dermatite de contato por irritativa (DCI) ou por alérgenos que induzem respostas imunes desencadeando dermatite de contato alérgica (DCA).[1,2]

A suscetibilidade individual à dermatite de contato não se restringe à predisposição genética (polimorfismo de genes) e também sofre influências que podem ser ambientais, farmacológicas e endocrinológicas.[3,4]

Dermatite de Contato Irritativa

Os seres humanos estão expostos a muitas situações que levam à irritação da pele durante toda a vida.

Os irritantes dividem-se em:[2,5,6]
- **Fatores físicos:** fricção, umidade, ar seco, frio.
- **Fatores químicos:** sabão, detergente, resinas, metais, ácido, álcalis, solventes orgânicos, ésteres, hidrocarbonetos, produtos petrolíferos, oxidante, redutor, água e etanol.
- **Fatores biológicos:** produtos vegetais e animais.

A DCI ocorre por ação direta na pele, com ativação do sistema imune inato, mas sem sensibilização prévia, causando dano celular epidérmico e ruptura da barreira cutânea.[2]

Os pacientes portadores de dermatite atópica (DA) são mais suscetíveis a desenvolver DCI devido ao defeito da barreira cutânea e resposta inflamatória exacerbada.[7]

A redução da umidade do estrato córneo e dos lipídios protetores favorecem o desenvolvimento da dermatite devido à vulnerabilidade da pele. Além disso, o contato com água quente ocasiona a destruição da barreira cutânea, alterações celulares e liberação adicional de citocinas [5]. Esse fato, associado à resposta inflamatória exacerbada, justificaria por que os pacientes portadores de DA são suscetíveis a desenvolver DCI.[7]

Cofatores como trauma, oclusão, temperaturas extremas e exposição prolongada potencializam o surgimento da DCI. A dermatite friccional é um subtipo de DCI causada pelo manuseio repetitivo de objetos ou produtos químicos e decorre do atrito com a pele. As profissões que exigem a frequente lavagem das mãos, uso de luvas, imersão em água e contato com desinfetantes por período superior a 2h por dia são consideradas "trabalhos úmidos" e estão entre as causas mais comuns de DCI.[8]

As mãos e os antebraços são as áreas mais afetadas e acometem profissionais em determinadas profissões como cozinheiros e as da área da saúde.[5]

Dermatite de Contato Alérgica

A dermatite de contato alérgica é uma clássica doença cutânea causada por reação de hipersensibilidade mediada por célula T (tardia, tipo IV de Gel e Coombs).

A fisiopatologia da DCA consiste em 2 fases, sensibilização e efetora, com participação do sistema inato e adaptativo.[9]

A fase de sensibilização, quando o indivíduo se expõe pela primeira vez ao alérgeno, se inicia com o hapteno, antígeno de baixo peso molecular (< 500 daltons) e não imunogênico, que penetra na pele e se liga a uma proteína carreadora para se transformar em um antígeno completo capaz de ativar o sistema imune. Há a formação de alarminas e padrões moleculares associados a danos (do inglês *damage-associated molecular patterns* – DAMPs) que vão ser fagocitados pelas células de Langerhans e células dendríticas dérmicas. Os queratinócitos também são capazes de produzir alarminas e liberam enzimas que vão ativar o pró-hapteno em hapteno biologicamente ativo favorecendo sua ligação à proteína carreadora e tornando-o imunogênico.[10]

Outras células do sistema imune inato participam da fisiopatologia da dermatite de contato alérgica como as células linfoides inatas (ILC), mastócitos, neutrófilos e células dendríticas.[11]

A participação das células natural killers é conhecida na fisiopatologia da DCA há vários anos.[12]

O complexo hapteno-proteína carreadora é fagocitado pelas células de Langerhans e células dendríticas que migram para os linfonodos regionais da pele onde vão ativar as células T virgens que, por sua vez, se diferenciam em células T hapteno específicas (sensibilizadas) dos subtipos Th1, Th 2, Th 17, Th 22 e Treguladora, efetoras e de memória, de acordo com o alérgeno envolvido.[13,14,15]

As células T específicas proliferam e circulam no sangue e na pele.

A fase de sensibilização dura de 10 a 15 dias.

A fase efetora se inicia quando há reexposição ao alérgeno, que é reconhecido pelas células T específicas.[16,17]

Macrófagos, queratinócitos e mastócitos participam da fase efetora como células apresentadoras de antígenos "não profissionais" além de liberarem citocinas e promover expressão de moléculas de adesão, estimulando também a ativação de células T efetoras, ampliando o processo inflamatório.[18]

O processo evolutivo é variável e depende de cofatores como o tipo de contato do antígeno envolvido, mecanismo patogênico que ocasiona a doença e tempo de evolução.[5,19]

Um ou mais agentes podem provocar repercussões na pele, por meio da exposição exógena ou endógena (administração sistêmica), por diferentes vias: inalatória, oral, mucosa, subcutânea, intravenosa ou intramuscular.[19]

Pode haver um intervalo longo entre o contato que desencadeou a sensibilização e a reexposição ao alérgeno que causa a manifestação clínica. Os clones de células T, que persistem na pele, explicam a recidiva da DCA mesmo após anos evitando o contato.[20,21]

Considerando que a reação de hipersensibilidade de contato decorra de células T presentes em toda a superfície cutânea, uma reação negativa no teste de contato é geralmente interpretada como ausência de células T sensibilizadas contra o respectivo alérgeno no paciente testado. No entanto, como os dados mais recentes mostraram números predominantes de células T residindo na pele e permanecendo localmente por períodos prolongados, pode ser que algumas dermatites de contato sejam fenômenos locais.[20]

Há razões para que reações irritantes e alérgicas revelem exame histológico semelhantes.[20]

Uma DC crônica envolve citocinas, quimiocinas, apoptose, necrose celular e infiltrado inflamatório de forma idêntica tanto por ação direta quanto por mecanismo imune. Por isso, há semelhança clínica e histológica entre a dermatite de contato por irritante e a alérgica o que dificulta a diferenciação em alguns casos.[5,19,21]

No entanto, se houver exposição contínua e repetida aos alérgenos, as lesões cutâneas se transformarão em hipertrofia e algumas podem mimetizar a dermatite atópica.[2]

Referências Bibliográficas

1. Johansen JD, Bonefeld CM, Schwensen J, Thyssen JP, Uter W. Novel insights into contact dermatitis, Journal of Allergy and Clinical Immunology (2022).
2. Li Y, Li L. Contact Dermatitis: Classifications and Management. Clin Rev Allergy Im-munol. Dec;61(3):245-281, 2021.
3. Schnuck A. Genetics of contact allergy. Hautarzt. Oct;62(10):732-8. 2011.
4. Schnuck A, Westphal G, Mössner R, Uter W, Reich K. Genetic factors in contact allergy - review and future goals. Contact Dermatitis. 2011 Jan;64(1):2-23.
5. Milan EC, Nassau S, Banta E. Occupational Contact Dermatitis: an update. J Allergy Clin Immunol Pract: Nov-Dec 2020;8(10):3283-93. [s. l.], 2020.
6. Rundle CW. Hand hygiene during COVID-19: Recommendations from the American Contact Dermatitis Society. J Am Acad Dermatol, [s. l.], v. 83, n. 2, p. 1730-1737, 7 out. 2020.
7. Nassau S, Fonacier L. Allergic Contact Dermatitis. Med Clin North Am. 2020 Jan;104(1):61-76.
8. Lampel HP, Powell HB. Occupational and Hand Dermatitis: a Practical Approach. Clin Rev Allergy Immunol. 2019 Feb;56(1):60-71.
9. Esser PR, Martin SF. Pathomechanisms of Contact Sensitization. Curr Allergy Asthma Rep. 2017 Nov 11;17(12):83.
10. Brites GS, Ferreira I, Sebastião AI, Silva A, Carrascal M, et al. Allergic contact dermatitis: From pathophysiology to development of new preventive strategies. Pharmacol Res. 2020 Dec;162:105282.
11. Brys AK, Rodriguez-Homs LG, Suwanpradid J, Atwater AR, MacLeod AS. Shifting Paradigms in Allergic Contact Dermatitis: The Role of Innate Immunity. J Invest Dermatol. 2020 Jan;140(1):21-28.
12. O'Leary JG, Goodarzi M, Drayton DL, von Andrian UH. T cell- and B cell-independent adaptive immunity mediated by natural killer cells. Nat Immunol. 2006 May;7(5):507-16.
13. Larsen JM, Bonefeld CM, Poulsen SS, Geisler C, Skov L. IL-23 and T(H)17-mediated inflammation in human allergic contact dermatitis. J Allergy Clin Immunol. 2009 Feb;123(2):486-92.
14. Dyring-Andersen B, Skov L, Løvendorf MB, Bzorek M, Søndergaard K, et al. CD4(+) T cells producing interleukin (IL)-17, IL-22 and interferon-γ are major effector T cells in nickel allergy. Contact Dermatitis. 2013 Jun;68(6):339-47.
15. Dhingra N, Shemer A, Correa da Rosa J, Rozenblit M, Fuentes-Duculan J, et al. Molecular profiling of contact dermatitis skin identifies allergen-dependent differences in immune response. J Allergy Clin Immunol. 2014 Aug;134(2):362-72.

16. Martin SF. New concepts in cutaneous allergy. Contact Dermatitis. 2015 Jan;72(1):2-10.
17. Rustemeyer T, van Hoogstraten IM, von Blomberg BME, et al. Contact dermatitis -mechanisms of irritant and allergic contact dermatitis. In: Johansen JD, Frosch PJ, Lepoittevin JP, editors. Contact Dermatitis. Berlin: Springer, 2011. p. 43-90.
18. Koppes SA, Engebretsen KA, Agner T, Angelova-Fischer I, Berents T, et al. Current knowledge on biomarkers for contact sensitization and allergic contact dermatitis. Contact Dermatitis. 2017 Jul;77(1):1-16.
19. Nettis E, Angelini G (editors). Practical guide to patch testing. Springer International Publishing, 2020.
20. Kostner L, Anzengruber F, Guillod C, Recher M, Schmid-Grendelmeier P, Navarini AA. Allergic Contact Dermatitis. Immunol Allergy Clin North Am. 2017 Feb;37(1):141-52.
21. La Chapelle J-M. Patch Testing and Prick Testing A Practical Guide Official Publication of the ICDRG. Fourth Edition. 2020.

Capítulo 3

Quadro Clínico

**Anne-Rose Leopoldina Wiederkehr Bau
Kleiser Aparecida Pereira Mendes**

O quadro clínico da dermatite de contato (DC) é diverso por ter causas variadas. Pode manifestar-se como reações cutâneas imediatas ou tardias. As reações imediatas são classificadas como urticária de contato imunológica e não imunológica; as reações cutâneas tardias, são divididas conforme o mecanismo fisiopatológico envolvido em dermatite de contato irritativa (DCI) e dermatite de contato alérgica (DCA). Outros subtipos descritos são dermatite de contato por aerodispersão e dermatites de contato não eczematosas.[1] As dermatites de contato fotoalérgicas e fototóxicas, bem como a dermatite de contato sistêmica estão descritas em outros capítulos deste livro.

Reações Cutâneas Imediatas

As reações cutâneas imediatas incluem urticária de contato (UC) e dermatite de contato por proteínas. Os pacientes com Dermatite Atópica ou DCI prévias tem maior chance de apresentar tais reações.[1]

A sintomatologia das reações imediatas ocorre de 30 a 60 minutos após a exposição da pele e desaparecem completamente em 24 horas. A lesão caracteriza-se por eritema, prurido, formigamento ou queimação e podem ser induzidas por mecanismos não imunológicos ou hipersensibilidade imediata tipo I (mediada por IgE). Frequentemente, o quadro clínico é leve, mas alguns agentes podem causar manifestações sistêmicas caracterizada por sintomas de asma, rinoconjuntivite, gastrointestinais e anafiláticos, com risco de morte.[1]

▪ Urticária de Contato

A urticária de contato (UC) apresenta quadro clínico típico de urticas com duração de no máximo 24 h, sem deixar sinais residuais.

A prevalência é baixa, cerca de 0,4% e classifica-se em UC imunológica e não imunológica.

A UC imunológica decorre de reação de hipersensibilidade do tipo I, mediada por IgE, em indivíduos previamente sensibilizados. Afeta locais além da área de contato inclusive com manifestações sistêmicas como anafilaxia. Já a UC não imunológica tem patologia incerta: nesse caso, o alérgeno que penetra na epiderme na UC não imune afeta só a área restrita ao contato.

Macromoléculas penetram na pele e causam uma reação imune urticariforme ou eczematosa imediata e o teste de puntura (ou *prick test*) é o método padrão-ouro para diagnóstico.[5]

Proteínas derivadas de plantas como frutas, vegetais, especiarias e madeiras, ou de origem animal como epitélios, carne, fluidos corporais, laticínios e frutos do mar são os alérgenos mais comuns, sendo considerada doença ocupacional em veterinários, agricultores e açougueiros.[1,5]

Outros agentes de UC são as farinhas de grãos de trigo, cevada, aveia ou amido de milho, bem como enzimas tais como α-amilase, glicoamilase, celulase, xilanase e proteases. As causas estão agrupadas em uma lista cada vez maior de fontes ocupacionais. Alguns produtos químicos, como conservantes (triclosan, 2-fenoxietanol, formaldeído), antibióticos β-lactâmicos, metais (alumínio, cromo, cobalto, sais de irídio, níquel, ródio, sal de platina) e químicos industriais (cloramina, isocianatos, metacrilatos, persulfatos) também são possíveis desencadeantes.

▪ Dermatite de Contato por Proteínas

A dermatite de contato por proteínas é causada por uma reação de hipersensibilidade imediata tipo I a proteínas de alto peso molecular que penetram na pele. Porém, em determinadas situações, pode ser decorrente da combinação de hipersensibilidade tipo I e tipo IV. Caracteriza-se por eczema crônico ou recorrente e acomete geralmente as mãos, punhos e antebraços. Contudo, pode afetar somente as pontas dos dedos ou excepcionalmente ocorrer na face e abdome, devido ao contato indireto com o alérgeno. A paroníquea crônica com edema e prurido local é comum em manipuladores de alimentos e pode estar associada a alergia ao látex. Pápulas, vesículas, lesões urticariformes ou edematosas ocorrem imediatamente após contato e sintomas sistêmicos surgem caso o alérgeno seja ingerido. Os critérios diagnósticos são a presença de dermatite crônica recorrente ou urticária aguda vesicular causadas por material proteico, ocorrendo minutos após o contato com o alérgeno. Geralmente o teste cutâneo de leitura imediata com o agente suspeito é positivo, porém o teste de contato (leitura tardia) é negativo.[1]

A alergia ao látex em profissionais de saúde é uma causa importante de reação imediata de contato.[1,5]

Reações Cutâneas Tardias

A DCI é, entre os eczemas, o mais frequente. Ela decorre da toxicidade direta de produtos químicos em contato com a pele e por isto afeta qualquer indivíduo exposto a esses produtos, especialmente se em alta concentração, mesmo na primeira exposição.[6]

Surge em minutos a horas e provoca a ruptura da barreira cutânea. Os sintomas principais são eritema e descamação, específicos da fase aguda, associados a dor e queimação, com prurido, edema, vesículas e bolhas em menor intensidade quando comparada a DCA.[1,7]

Encontram-se também, eventualmente, pústulas, ulceração e necrose.[8]

O período de acometimento da DCI pode durar meses a anos. A exposição à água, detergente, solventes químicos, alimentos irritantes e outros fatores etiológicos leves ou moderados causam danos progressivos que, ao longo do tempo, levam ao ressecamento e descamação crônicos, muitas vezes com solução de continuidade da pele e, geralmente, sem bolhas. As mãos são o local mais comum. Quando a duração da exposição e os sintomas excedem 6 semanas, chama-se de DCI cumulativa.[1,3,6]

O ar quente e seco também é considerado um agravante da DCI.[4]

Já na DCA, as lesões cutâneas surgem de 24 a 72 horas após o contato com o alérgeno, mas pode levar mais tempo pois necessita de sensibilização prévia. A apresentação clínica costuma ser mais duradoura, progressiva e de resolução lenta quando comparada a DCI.[6]

Geralmente, ocorrem lesões eczematosas no local de contato, que se manifestam por eritema e edema leves e pápulas minúsculas de tamanho variável. As lesões cutâneas graves incluem eritema e edema com pápulas densas, vesículas e até bolhas. Erosões, exsudação e crostas também podem se desenvolver. A presença de pústulas é sinal de infecção secundária. A ocorrência em pálpebras, lábios e genitais manifesta-se como edema difuso, com limites pouco claros e perda de textura da pele assemelhando-se ao angioedema.[1]

A DCI e DCA crônicas apresentam semelhanças, tanto clínicas quanto histológicas e, muitas vezes, são indistinguíveis. Dermatite irritativa aguda tardia ocorre após 8 a 24 h do contato o que torna mais difícil essa distinção.[1]

A ocorrência simultânea de DCA e DCI é comum pela sobreposição dos agentes causais. A dermatite de contato generalizada tem como possíveis explicações a exposição a altas doses de alérgenos, disseminação hematogênica ou ativação generalizada de células efetoras imunológicas.[8]

A dermatite de contato por aerodispersão (DCAD) ocorre devido ao transporte do alérgeno de contato pelo ar, em partículas de poeira, e pode apresentar-se como uma DCI ou DCA. As lesões eczematosas agudas ou crônicas em áreas descobertas são sugestivas de exposição a vapores ou gases.[1,8,9]

Em certos casos, a DCAD mimetiza uma fotodermatose por acometer somente áreas expostas. Um indício clínico para diferenciá-las é o acometimento de áreas como as pálpebras superiores, região submandibular e pregas retroauriculares na DCAD e que normalmente são poupadas na fotodermatose. Além disto, o nariz é poupado de apresentar lesões na aerodispersão devido ao alto teor sebáceo: é o chamado "sinal de bico".[9]

As principais substâncias envolvidas são plantas, pólen, própolis, colofônio, benzofenonas, corticoides inalados, parafenilenodiamina, disperse blue, fragrâncias, formaldeído, resina epoxi, acrilatos, metacrilatos, aditivos de borracha, metais (níquel, cobalto e ouro), conservantes (metilisotiazinolona (MI) e metilcloroisotiazinolona (MCI) e isotiazolinonas em tintas à base de água.[9]

A DCAD por fibra de vidro leva ao aparecimento de pápulas foliculares, purpúricas e pruriginosas, mesmo em áreas cobertas, uma vez que esse material tem diâmetro de 0,1-0,5 mm e atravessa a trama do tecido. A lavagem de roupas contaminadas em conjunto com outras roupas é capaz de induzir dermatite purpúrica.[8]

Dermatites de Contato Alérgicas Não Eczematosas

A DCA ocorre com uma grande variabilidade clínica, devido a condições relacionadas ao indivíduo, ao agente causal, ao modo de exposição e aos fatores ambientais. Dermatite prévia, suscetibilidade pessoal à sensibilização (atopia), área da pele e anátomo-fisiologia da região acometida, modo de exposição (cutânea ou sistêmica), exposição direta cutânea ou por aerodispersão, além de radiação UV, temperatura e umidade são fatores que interferem na apresentação clínica.

A DCA não eczematosa decorre do uso tópico de haptenos específicos e frequentemente surge após administração sistêmica dos alérgenos. A intensidade do prurido depende do limiar individual e é um cofator de piora.

A DC tipo eritema multiforme, a DC purpúrica, liquenoide, linfomatoide, pigmentada, pustulosa ou disidrosiforme são exemplos de DCA não eczematosas. Essas entidades clínicas devem, obviamente, ser distinguidas da doença primária correspondente, que não seria desencadeada pelo contato com agentes exógenos.[10]

Estudos sugerem que as formas não eczematosas são bastante comuns, mas o exato mecanismo dessas erupções não é conhecido.[1]

▪ Dermatite de Contato Tipo Eritema Multiforme (EM por DC)

O chamado DC tipo eritema multiforme (ou eritema multiforme "de contato") é a forma de apresentação mais comum de DC não eczematosa e envolve a área restrita ao redor das lesões primárias entre 1 e 15 dias após a exposição. A dermatose caracteriza-se por prurido, curso mais prolongado e só regride quando cessa o contato Os agentes causadores de EM "clássico" geralmente são vírus, bactérias e drogas, lesões em alvo e distribuição acral típica, duração de 3 semanas, costuma estar associado a febre e acometimento de mucosas, conforme Tabela 3.1 adaptada.[1,2,10]

TABELA 3.1. Diagnóstico diferencial entre EM e EM por DC

Critérios	EM	EM por DC
Agente etiológico	Vírus, bactérias e drogas sistêmicas	Produto químico tópico
Fatores clínicos	Lesões eritematoedematosas, "em alvo", às vezes pode ter bolhas Localização: face, coxas, mãos e antebraços	Lesões polimórficas Localização: periféricas ao sítio de contato ao agente sensibilizante
Febre	Frequente	Ausente
Lesões em mucosa	Sim	Raro
Histologia	Epiderme: necrose de células basais Derme: edema, vasculite, vasodilatação capilar	Epiderme: espongiose Derme: infiltrado linfo-histiocítico, edema
Patogênese	Imunocomplexos	Hipersensibilidade IV
Teste de contato	Negativo	Positivo
Evolução	Autolimitada em 3 semanas	Regride sem o alérgeno

EM: eritema multiforme; EM por DC: eritema multiforme por dermatite de contato.
Fonte: adaptada de Bonamonte D, et al. Noneczematous Contact Dermatitis. Corporation ISRN Al-lergy Volume 2013, Article ID 361746. 2013. http://dx.doi.org/10.1155/2013/361746.[10]

Clinicamente, o paciente exposto previamente a substância tópica apresenta prurido, resolução mais lenta e TC positivos com eczema, reações vesicobolhosas ou raramente urticariformes.[10]

Os agentes etiológicos são diversos e incluem, conforme a Tabela 3.2, madeiras, medicamentos, etilenodiamina, níquel, cobalto, assim como o 9-bromofluoreno, que é um composto que causa reação cutânea aguda em estudantes de química expostos ao produto enquanto sintetizado. O jacarandá brasileiro (*Dalbergia nigra*), pau-ferro (*Machaerium scleroxylon*) e *Eucalyptus saligna* são relevantes como causas ocupacionais de erupção do tipo eritema multiforme em carpinteiros, silvicultores e marceneiros.[10]

TABELA 3.2. Agentes causais da erupção EM "de contato"

Plantas e madeiras	Medicamentos	Miscelânea
Dalbergia nigra (Jacaranda Brasileiro)*	Fenilbutasona	Tricloroetileno
Toxicodendron (hera venenosa)	Etilenodiamina	Fenilsulfona
Prímula**	Pirolnitrila	Formaldeído
Machaerium Escleroxilona (pau-ferro)*	Sulfamida	Resina epóxi
Artenisia Vulgaria	Prometazina	Disperse blue 124
Eucalipto saligna (goma)	Bálsamo-do-peru	Difenilciclopropeno
*Inula helenium**	Escopolamina	Dinitroclorobenzeno
Casicum	Neomicina	
Terpenos	Cetoprofeno	
Pyretro	Acetonido de triancinolona	
	Clioquinol	
	Vitamina E	

* Antígenos de pau-ferro e jacarandá brasileiro são quinonas de reação cruzada, respectivamente, R-3, 4-di-metoxidalbergiona e R-4-metoxi-dalbergiona.

** *Inula helenium* com TC positivo para sesquiterpene lactone mix e alantolactone. *Primula obconica* também pode induzir erupções comparáveis, com TC positivo pata primin (0,01% em petrolato).

Fonte: adaptada de Bonamonte D, et al. Noneczematous Contact Dermatitis. Corporation ISRN Al-lergy Volume 2013, Article ID 361746. 2013. http://dx.doi.org/10.1155/2013/361746.[10]

▪ Dermatite de Contato Purpúrica

A dermatite de contato purpúrica é um tipo de DC subdiagnosticada. A erupção evolui várias semanas após a retirada do agente e resolve com persistência da pigmentação. Os aspectos purpúricos da DC e as reações do TC podem ser secundárias a mecanismos irritantes ou, mais frequentemente, alérgicos. Os fatores causais são antioxidantes da borracha mercaptobenzotiazol e N-isopropil-N-fenil-parafenilenodiamina (IPPD). A "síndrome PPPP", DCA caracterizada por prurido, petéquias e púrpura causados por parafenilenodiamina, também está relacionada ao uso roupa de mergulho de borracha, bermudas de elásticos, bandagens elásticas ortopédicas e para membros inferiores e luvas de borracha; no último caso, o teste de contato é positivo não apenas para IPPD como também para N-ciclohexil-N-fenil-parafenilenodiamina e N-difenil-para-fenilenodiamina. Na indústria têxtil, as resinas de formaldeído, os componentes de borracha e os corantes azoicos, provocam reações purpúricas. Outros fatores desencadeantes são plantas como agave americana, folhas verdes do milho, *Frullania* e d-limoneno, fibra de vidro, bálsamo-do-peru, resina epóxi, oxiquinolina, proflavina, cobalto e peróxido de benzoíla que levam à vasculite. O TC pode causar petéquias na área do cobalto e cromo, sem edema, com aspecto mais tóxico que alérgico. A realização de exames laboratoriais, histológicos e testes de contato são válidos para diferenciar a condição de vascular, hemostática e afecções purpúricas idiopáticas.[1]

Mais detalhes sobre o IPPD está no Capítulo 9.4.

▪ Dermatite de Contato Hipercromiante

A dermatite de contato hipercromiante, também chamada dermatite berloque ou fitofotodermatite, é caracterizada por uma hiperpigmentação melânica primária, de intensidade variável sem eritema prévio. Ocorre devido principalmente ao contato com furocumarinas, agentes irritantes como o bergapteno (5-MOP) e exibe lesões localizadas caso encontradas em cosméticos e perfumes e lesões difusas quando presentes em bronzeadores. Há relatos de casos de hipercromia em área perilabial devido ao contato local da casca de bergamota na ingestão.

Frequentemente, a DC hipercromiante acomete indivíduos de fototipos escuros, porém, naqueles de pele clara, apresentam eczema. Eventualmente, é considerada como doença ocupacional e as manifestações típicas surgem dentro de 2 horas após a exposição ao sol.

A legislação europeia proibiu o uso de essência berloque na indústria cosmética.

A histologia demonstra depósitos de melanina dentro e fora de melanófagos dérmicos superiores.

Outras substâncias envolvidas na DC hipercromiante são os corantes (Sudan I, Vacanceine Red,50 e Brilliant Lake Red R.51), óleos de corte, branqueador de sabão em pó (Tinopal CH 3566) e parafenilenodiamina. A antralina tópica (ditranol) e os permanganatos podem provocar uma descoloração marrom escura, não melanótica exógena.

A DC hipercromiante tem diagnóstico diferencial com as hiperpigmentações pós-inflamatórias que são hipercromias secundárias, acastanhadas e melânicas que acompanham a dermatite de fitofotocontato (plantas com psoralenos), de natureza tóxica e pode persistir por vários meses. O contato com produtos químicos fotossensibilizantes como drogas (fenotiazinas, sulfonamidas, anti-inflamatórios não hormonais), derivados de alcatrão de hulha, que são fotossensibilizadores ocupacionais, podem desencadear dermatite por meio de poeira, vapor ou fumaça.

A melanose de Riehl é uma DC hipercromiante por fragrâncias, cosméticos e substâncias químicas (**Quadro 3.1**).[11]

QUADRO 3.1. Agentes causadores da dermatite de contato hipercromiante

Clareadores ópticos: tinopal CH 3566
Corantes: naftol AS, Sudão I, lago vermelho brilhante
Cosméticos: pigmento laranja 3, pigmentos vermelho 3, 49, 53, 64
Solventes azoicos: laranja 2 e 8
Fragrâncias: jasmim; hidroxicitronelal, ylang-ylang, patchouli, cananga
Antissépticos: carbanilida
Outros: formaldeído, níquel, borracha, *Primula obcônica,* almíscar ambreta, minoxidil

Fonte: adaptada de Bonamonte D, et al. Colors and contact dermatitis. Dermatitis, Jul-Aug;25(4):155-62, 2014. doi: 10.1097/DER.0000000000000046. PMID: 25000236.[10]

▪ Dermatite de Contato Hipocromiante

A DC hipocromiante é conhecida como leucodermia química de contato primário ou vitiligo químico, apresenta-se com lesões brancas semelhantes ao vitiligo e é induzida por compostos fenólicos, borracha e derivados da hidroquinona, que induzem a despigmentação.

▪ Dermatite de Contato Liquenoide

A apresentação clínica da DC liquenoide é semelhante ao líquen plano e acomete pele e mucosas. As substâncias derivadas da parafenilenodiamina são a causa mais comum. A erupção liquenoide de contato ocorre também pela exposição a níquel, resinas epóxi, aminoglicosídeos e ésteres de ácido metacrílico. As lesões na mucosa oral derivam de restaurações dentárias e decorrem do cobre, zinco e mercúrio. As lesões cutâneas eczematosas associam-se a lesões papulosas com coloração vermelho-lilás características, principalmente em locais de contato. O curso é prolongado e deixa alterações pigmentares intensas que duram meses. As reações positivas aos testes de contato são de natureza eczematosa, mas podem se tornar liquenoides. A patogênese da dermatite liquenoide de contato não é clara. A absorção sistêmica de agentes agressores pode provocar, também, lesões cutâneas distantes do local de contato.[1,10]

▪ Dermatite de Contato Linfomatoide

A dermatite de contato linfomatoide é um tipo raro de DC não eczematosa que tem características clínicas de parapsoríase em placas ou micose fungoide, em estágio inicial. Há dificuldade de identificar um hapteno causador específico, mas os mais prováveis são parafenilenodiamina, resina de paratertilbutilfenol, ouro, etilenodiamina e níquel. A dermatite de contato linfomatoide apresenta coloração eritematosa brilhante e margens indefinidas. A histologia é crucial para diferenciá-las. A espongiose é muito mais clara e a exocitose é tipicamente linfocítica na dermatite de contato, enquanto a micose fungoide mostra linfócitos atípicos em agregados focais, microabscessos de Pautrier, que são patognomônicos.[1,2,10]

▪ Disidrose

A dermatite de contato alérgica disidrosiforme pode ser primária ou secundária. Caracteriza-se por presença de vesículas intensamente pruriginosas que se desenvolvem nas bordas dos quirodáctilos, pododáctilos, palmas e solas. O eczema disidrótico pode ser agudo, recorrente ou crônico e afeta adolescentes e adultos, principalmente. Haptenos como parafenilenodiamina, cromo, cobalto, mercaptobenzotiazol, níquel e resina para-tertbutilfenol formaldeído estão envolvidos nesse tipo de DC. O estresse é um fator de exacerbação da doença.

A DCA disidrosiforme primária é uma expressão de alergia sistêmica de contato ao níquel em pacientes sensibilizados que ao realizarem teste de provocação oral com níquel reproduzem a erupção disidroforme.[1,2,10]

▪ Dermatite de Contato Pustulosa

A dermatite de contato pustulosa é mais comum como uma forma de DCI. Quando o mecanismo é DCA, substâncias como nitrofurazona, borracha preta e minoxidil estão envolvidas.

A histologia evidencia linfócitos perifoliculares, histiócitos e eosinófilos e agregados intraepidérmicos de neutrófilos, sem sinais de exocitose linfomonocítica ou espongiose, por isso são consideradas irritativas.

Os metais, níquel, cobre, arsênico e mercúrio, são as causas mais comuns dessas reações, nesses casos, irritativas.

Os pacientes com dermatite atópica tem predisposição ao aparecimento de DC pustulosa e apresentam reações foliculares pustulosas ou eritemato-vesico-pustulosa ao fazer TC com níquel e com bicromato de potássio. As pústulas são sempre estéreis, secam e desaparecem rapidamente. O eritema é leve e a reação não é pruriginosa.[1]

▪ Dermatite Artefata

A dermatite artefata é uma doença auto infringida, de etiologia multifatorial, decorrente de estressores ou doença psiquiátrica, geralmente ansiedade ou depressão, personalidade de tipo borderline e traços paranoide e histriônico. Apesar de rara, é mais comum no sexo masculino e manifesta-se por lesões de aspectos clínicos variados, muitas vezes bizarros e de difícil reconhecimento, pois depende do material utilizado para a mutilação como unhas; pinças, facas, ferramentas; cigarros, isqueiros, plantas e produtos químicos (ácidos e álcalis) colocados na pele e substâncias orgânicas como urina, fezes, saliva. Complicações como cicatrizes e quadros infecciosos graves podem ocorrer.

O diagnóstico baseia-se na morfologia, evolução das lesões e personalidade do paciente. A cicatrização completa das lesões pode somente ser possível com a proteção do local onde as lesões se encontram e com a vigilância ou contensão do doente.[12,13]

Referências Bibliográficas

1. Li Y, Li L. Contact Dermatitis: Classifications and Management. Clin Rev Allergy Immunol. Dec;61(3):245-81, 2021.
2. Elmas ÖF, et al. Contact dermatitis: A great imitator. Clin Dermatol: Mar-Apr;38(2):176-92, 2020.
3. Nettis E, Angelini G (editors). Practical guide to patch testing. Springer International Publishing, 2020.
4. Lampel HB, Powel HP. Occupational and Hand Dermatitis: a Practical Approach. Clin Rev Allergy Immunol., [s. l.], v. 56, n. 1, p. 60-71, fev. 2019.
5. Amaro C, Goossens A. Immunological occupational contact urticaria and contact dermatitis from proteins: a review. Contact Dermatitis, Feb;58(2):67-75, 2008.
6. Milan EC, Nassau S, Banta E. Occupational Contact Dermatitis: an update. J Allergy Clin Immunol Pract: Nov-Dec 2020;8(10):3283-93, [s. l.].

7. La Chapelle J-M. Patch Testing and Prick Testing A Practical Guide Official Publication of the ICDRG. Fourth Edition. 2020.
8. Kostner L, Anzengruber F, et al. Allergic contact dermatitis. Immunology and Allergy Clinics of NorthAmerica, 37(1):141-52, 2017.
9. Kimyon RS, Warshaw EM. Airborne Allergic Contact Dermatitis. Dermatitis 30(2) 106-115, 2019.
10. Bonamonte D, et al. Noneczematous Contact Dermatitis. Corporation ISRN Allergy Volume 2013, Article ID 361746. 2013.
11. Bonamonte D, et al. Colors and contact dermatitis. Dermatitis, Jul-Aug;25(4):155-62, 2014.
12. Økland C, Petersen NE, Bygum A. Dermatitis artefacta [Dermatitis artefacta]. Ugeskr Laeger. 2016 Feb 8;178(6):V10150786. Danish.
13. Reis MD, Barbosa A, Matildes J, Freitas JP, Rodrigo FG. Dermatitis artefacta. Acta medica portuguesa. 1997;10(12):951-4.

Capítulo 4

Dermatite de Contato por Fotossensibilidade

Anne-Rose Leopoldina Wiederkehr Bau

Introdução

As reações fotoalérgicas ou fototóxicas decorrem dos efeitos bioquímicos causados pela interação entre a radiação da luz e certas substâncias endógenas e exógenas na pele. A ocorrência da dermatite pode ser aguda e autolimitada ou crônica e recorrente.[1]

A onda longa, chamada UVA (320-400 nm) penetra mais profundamente na pele e atinge a derme e é a principal desencadeante da fotossensibilização. A radiação ultravioleta A (UVA) é absorvida pela maioria dos compostos fotossensibilizantes. Os cromóforos sistêmicos representam o espectro de radiação mais importante na indução da fotodermatoses.[2]

A radiação ultravioleta B (UVB), espectro de luz visível, provoca alterações na derme superficial e ocasiona queimadura solar aguda e danos crônicos a pele como manchas. Ambas atravessam vidros de janelas e por isso podem desencadear reações mesmo em ambientes internos ou dentro de veículos. Os protetores solares podem absorver UVA, UVB ou ambas, contudo, o seu uso isolado não previne a reação de fotossensibilidade mesmo se de amplo espectro de proteção.

Os principais constituintes de protetores solares que absorvem UVB são o ácido p-aminobenzóico (PABA), benzofenona 3 (oxibenzona), benzofenona 10, salicilato, cinamatos e triazinas. Os que absorvem UVA são oxibenzofenonas, dibenzoilmetanos, ecamsule e avobenzona.

A avobenzona e oxibenzona ou ecamsule oferecem proteção UVB acrescida de UVA por mais tempo. O ideal é combinar filtro solar químico e protetores físicos. Além disto, alguns protetores solares podem provocar sensibilidade fotoquímica[1,3]

Os componentes de cosméticos com fatores de proteção solar benzofenonas ou octocrilenos, e alguns extratos vegetais, também causam fotossensibilidade.[4]

Entre as principais causas de fotossensibilidade estão os fármacos sistêmicos e a exposição a psoralenos de plantas, chamada fitofotodermatite que, na maioria das vezes, é acidental. Os furocumarínicos (psoralenos e angelinas) de folhas, raízes, sementes e frutos, comumente a família das Apiacaea, da salsa e aipo, e a família das Rutaceae, limas e limões, além do alho são os mais frequentes.[5]

É difícil estimar a prevalência devido a subnotificação de reações leves e melhora clínica que ocorre ao suspender o contato com o alérgeno, antes da avaliação médica especializada. O atraso no diagnóstico pode ocorrer por fatores clínicos e dificuldade de acesso ao fototeste. As taxas de fotossensibilização diferem entre raças, grupos étnicos intensidade da exposição ou localizações geográficas. A fotodermatite também pode ser decorrente de efeito colateral de medicamentos tópicos ou ingeridos por compostos com estruturas químicas semelhantes.[1]

Dermatite Fototóxica (DCFT)

A DCFT ocorre quando a reação cutânea é desencadeada alguns minutos a horas após a exposição a um agente fototóxico que interage com a radiação e resulta em agressão celular. O mecanismo etiopatogênico é similar ao da DCI por ocorrer em qualquer pessoa sem necessidade de sensibilização. A manifestação clínica se assemelha a queimadura solar intensa com eritema, edema, prurido, vesículas, bolhas e dor após a exposição ao agente fotossensibilizante associada aos espectros UVA e UVB.

O dano celular direto aos queratinócitos é histologicamente caracterizado por necrose epidérmica, infiltração neutrofílica e linfocítica da derme, que pode provocar a produção de melanotrofínas e pigmentação. O exame histopatológico da DCFT revela queratinócitos necróticos, espongiose epidérmica, com edema de derme e infiltrado misto de linfócitos, macrófagos e neutrófilos.[3]

A reação ocorre imediatamente e ao primeiro contato, por não ser decorrente de processo imune. Alguns agentes causam manifestação cutâneas típicas como pigmentação, telangectasias ou lesões delimitadas por sudorese ou gotejamento da substância que sugerem o provável agente causal. Embora seja atípica, a persistência das lesões pode ocorrer após a remoção do irritante e em áreas não expostas. Neste contexto, a anamnese adequada, o conhecimento técnico e o alto índice de suspeição por parte do médico possibilitarão o diagnóstico.[6]

Dermatite Fotoalérgicas (DCFA)

A DCFA ocorre após sensibilização ao agente agressor, tópico ou sistêmico, e tem menor incidência por acometer somente indivíduos suscetíveis. A massa molecular dos fármacos que induz reações de fotossensibilidade varia de 300-500 g por mol e a radiação UVA é a responsável pela maioria das reações. As substâncias fotoalérgicas em pequenas concentrações são suficientes para provocar reação de hipersensibilidade e podem tornar-se fototóxicas, se a exposição for em altas concentrações.[3] A manifestação clínica ocorre com intervalo de tempo mais longo entre a exposição e a ocorrência da reação, geralmente dias após a exposição ao alérgeno.[6]

A demarcação nítida entre a área exposta e a sem irradiação UV pela roupa ou pela sombra como as áreas submandibular e retroauricular sugere o diagnóstico. As reações a fotossensibilizantes sistêmicos são mais difíceis de identificar, podendo ser autolimitadas ou persistentes no tempo e decorrentes do uso de antibióticos, antimaláricos, fenotiazinas, psicotrópicos, AINE entre outros medicamentos, como os que contém grupos sulfa (hidroclorotiazida, diuréticos de alça, sulfonilureias, sulfametoxazol, sulfassalazina). Os fotossensibilizantes mais importantes são os antinflamatórios não esteroides (AINE) tópicos ou sistêmicos com destaque para o cetoprofeno.

A diferenciação entre a DC fotoalérgica e a DCA pode ser difícil já que muitos agentes fotoalérgenos podem causar também DCA. Tanto a DCA quanto a dermatite atópica podem ser agravadas pela radiação UV o que pode ser um fator de confusão. O principal diagnóstico diferencial das fotodermatoses é a dermatite atópica fotoexacerbada pois tais doentes podem desenvolver fotossensibilidade na fase mais tardia da doença.[5]

A sensibilização ocorre por meio de foto-modificação do antígeno, um pro-hapteno, que subsequentemente se liga a uma proteína e pode induzir fotoalergia. O envolvimento prévio da ligação hapteno-proteína é a segunda possibilidade, que ocorre por um foto-hapteno, seguida da ativação pela luz. Tais antígenos, haptenos, são processados por células de Langerhans e apresentados as células T, nos nódulos linfáticos, onde se diferenciam em células específicas da fotoalergia. A manifestação clínica ocorre na reexposição ao alérgeno com a dose de radiação necessária para promover o recrutamento de células inflamatórias, liberação de citocinas e quimiocinas por volta de 24 h após a exposição. A reação de sensibilização imune tipo IV pode ocasionar dermatite em áreas não expostas por contiguidade em toda superfície da pele. A resposta pode ser IgE mediada devido à radiação ultravioleta que desencadeia reações de hipersensibilidade imediata como a urticária solar, um tipo de fotoalergia imediata não mediada por fotossensibilizantes.[6]

O exame histopatológico da DC fotoalérgica revela espongiose epidérmica, vesiculação, exocitose de linfócitos na epiderme e infiltrados com inflamação perivascular. A presença de queratinócitos necróticos é típica de fotoalergia. Os preservativos, surfactantes, fragrâncias, aceleradores de borracha usados em luvas de nitrilo e látex, além de agentes antimicrobianos são causas possíveis.[7,8]

As orientações sobre a maneira de realizar o TC fotoalérgico será descrita no capítulo referente a diagnóstico.

Fotossensibilidade por Medicamentos

A fotossensibilidade a medicamentos representa 8% dos eventos adversos cutâneos.[9]

Existem mais de 300 fármacos que são possíveis agentes causais. A classificação da reação de fotossensibilidade por medicamentos também se divide em fotoalérgicas e fototóxicas. O uso de medicamentos fotossensibilizantes simultaneamente é comum e um desafio diagnóstico. A faixa etária dos idosos, devido a polifarmácia, é a mais vulnerável a desenvolver a doença. Os medicamentos para tratamento de dor e doenças cardíacas se destacam entre os agentes causais.[4]

A manifestação clínica decorre do uso de medicamento tópico ou sistêmico aliado a exposição à radiação UV ou luz visível por tempo suficiente. O fármaco ou seu metabólito, presentes na pele, absorvem a radiação UVA, que penetra mais profundamente na derme que a UVB. A radiação UVA provoca além de fotossensibilidade, envelhecimento e câncer de pele. A radiação UVB está associada a danos agudos a pele, como queimadura solar, e crônicos como manchas, pigmentação e câncer de pele. Eventualmente pode ocasionar fotossensibilidade a determinados medicamentos.[9]

A anamnese deve investigar se há associação entre o fármaco e uma relação temporal compatível com a sintomatologia. O exame da pele demonstra fotodistribuição ao afetar rosto, a região em "V" do tórax superior, antebraços e mãos e preservar as áreas protegidas da exposição solar como pálpebras superiores, base das dobras cutâneas, regiões auriculares posteriores e submental. As regiões protegidas são poupadas.[4]

Os TC com aplicação clínica em fotossensibilidade por fármacos são o fototeste e fotopatch teste. O fototeste é realizado por paciente em uso da medicação suspeita e aplicação de fonte artificial de radiação UVB e UVA. A dose mínima de eritema (MED) é a menor dose de radiação necessária para produzir eritema uniforme na área da pele testada e estabelecer o diagnóstico.[9]

A interpretação da reação ao medicamento testado de forma equivalente, usando a fórmula tópica, quando, no entanto, é administrado por via sistêmica, não foi validada. Neste contexto, o teste seria falso-negativo, mesmo com erupção fotoinduzida evidente. O fotopatch teste está indicado para aplicação tópica de medicamentos e componentes de filtros solares. O quinino e a clorpromazina são medicamentos sistêmicos nos quais o fotopatch teste foi validado e pode ser realizado.[9] Em relação a medicamentos e testes de contato, maiores detalhes são descritos no Capítulo 9.5 deste livro.

A hidroclorotiazida, da classe diuréticos tiazídicos, é o principal fotossensibilizante entre os diuréticos. Outros diuréticos semelhantes às tiazidas, como a indapamida, também podem provocar fotossensibilidade, Entre os diuréticos de alça, a furosemida em altas doses pode acarretar bolhas em áreas fotoexpostas e a torasemida pode desencadear erupção cutânea fotoalérgica.[4]

O **Quadro 4.1** mostra os principais medicamentos fotossensibilizantes.

QUADRO 4.1. Principais medicamentos fotossensibilizantes

- Amiodarona
- Antidepressivos
- Antimaláricos
- Antipsicóticos
- Atorvastatina
- Cetoprofeno
- Clorpromazina
- Doxiciclina
- Hidroclorotiazida
- Itraconazol
- Ácido nalidíxico
- Naproxeno
- Piroxicam
- Quinolonas
- Sulfa
- Tetraciclina

Fonte: adaptado de Blakely.[9]

A classe de anti-hipertensivos pode provocar fotossensibilidade desencadeada por inibidores da enzima conversora da angiotensina (IECA), bloqueadores do receptor da angiotensina II e antagonistas da aldosterona. Os IECA provocam placas eritematosas e eczematosas, erupção cutânea descamativa com fissura e liquenificação desencadeado pela radiação UV, bem como outras classes, como olmesartan, candesartan e telmisartan. Esses medicamentos costumam ser associados para potencializar seu efeito em pacientes não responsivos à monoterapia, podendo dificultar a identificação do agente etiológico.

Entre os anti-hiperlipidêmicos, a atorvastatina foi fator desencadeante de fotossensibilidade como dermatite, bem como o fenofibrato e sinvastatina. A rosuvastatina pode ser uma alternativa de tratamento pois não foi associada a fotossensibilidade. Os neurolépticos também podem causar a fototoxicidade/fotoalergia, como a clorpromazina e o benzodiazepínico alprazolam.

A maioria dos AINE (cetoprofeno, naproxeno, ibuprofeno, diclofenaco, piroxicam, celecoxibe) foram descritos como causadores de fotoalergia e fototoxicidade. O cetoprofeno desencadeia dermatite, eritema, edema, bolhas, desidrose, pápulas eritematosas dispersas e vesículas na face e no dorso das mãos, enquanto diclofenaco e ibuprofeno são pouco associados com fotossensibilidade.[4]

A eliminação da exposição ao agente fotoalérgeno ou fototóxico é efetiva para a maioria dos pacientes com exceção de alguns com DCA. A anamnese sugestiva e lesões cutâneas típicas, associadas a exposição ao sol somente, não confirmam o diagnóstico, pois outras doenças cutâneas fotoinduzidas, ou agravadas pela radiação UV como à erupção polimórfica à luz, urticária solar, rosácea, lúpus sistêmico eritematoso e porfirias, e devem ser excluídas pela história, exame físico e exame anatomopatológico. Os pacientes com fototoxicidade crônica precisam ser monitorados devido ao risco de desenvolvimento de câncer de pele. A hidroclorotiazida foi recentemente associada ao risco de câncer de pele não melanoma.[1]

É preciso distinguir fotossensibilidade de uma reação que ocorre com agentes quimioterápicos, como gencitabina e metotrexate. A administração de fármacos, mesmo na ausência de luz solar, desencadeia uma reação semelhante à queimadura solar na mesma distribuição de queimaduras solares que o paciente adquiriu meses a anos antes. O manejo da fotossensibilidade e regressão do quadro clínico será efetivo ao suspender o fármaco. Os sintomas podem persistir por meses em alguns pacientes, mesmo ao cessar o uso, mas costumam diminuir quando a medicação é descontinuada, por isto não deve ser realizado fototeste entre 3 e 6 meses após suspender a medicação.

Quando não for possível suspender o fármaco sugere-se optar pela prevenção secundárias: evitar o sol, fazer uso de roupas com proteção UV e protetores solares com proteção UVA e UVB.

A administração de medicamentos à noite, dependendo da farmacocinética, é uma tentativa de evitar a reação fotossensível. A fototerapia UVB, de banda estreita, em doses crescentes é uma estratégia para aumentar a tolerância à radiação UV. O uso de corticosteroides sistêmicos acelera a resolução das lesões e o tópico pode ser usado quando o fármaco não puder ser suspenso para amenizar as lesões.[9]

Referências Bibliográficas

1. Hinton AN, Goldminz AM. Feeling the Burn: Phototoxicity and Photoallergy. Dermatol Clin. 2020 Jan;38(1):165-175.
2. Serra A, Domènech X, Brillas E, Peral J. Life cycle assessment of solar photo-Fenton and solar photoelectro-Fenton processes used for the degradation of aqueous α-methylphenylglycine. J Environ Monit. 2011 Jan;13(1):167-74.
3. Salgado C, Galante MC, Leonardi GR. Filtros solares: Mecanismos de ação e metodologias em preparações magistrais. Int J Pharm Compounding. 6(4): 224-36, 2011.
4. Zuba EB, Koronowska S, Osmola-Mańkowska A, Jenerowicz D. Drug-induced Photosensitivity. Acta Dermatovenerol Croat. 2016 Apr;24(1):55-64.
5. Salgado M, Reis R, Vinhas de Souza A, Tomaz E, Dydenko I, Ferrao A, et al. Fotoalergia. Rev Port Imunoalergologia 2010;18(6) :493-538.
6. Lozzi F, Di Raimondo C, Lanna C, Diluvio L, Mazzilli S, et al. Latest Evidence Regarding the Effects of Photosensitive Drugs on the Skin: Pathogenetic Mechanisms and Clinical Manifestations. Pharmaceutics. 2020 Nov 17;12(11):1104.

7. Milan EC, Nassau S, Banta E. Occupational Contact Dermatitis: an update. J Allergy Clin Immunol Pract: Nov-Dec 2020;8(10):3283-93., [s. l.].
8. Rundle C.W. Hand hygiene during COVID-19: Recommendations from the American Contact Dermatitis Society. J Am Acad Dermatol, [s. l.], v. 83, n. 2, p. 1730.
9. Blakely KM, Drucker AM, Rosen CF. Drug-Induced Photosensitivity- An Update: Culprit Drugs, Prevention and Management. Drug Saf. 2019 Jul;42(7):827-847.

Capítulo 5

Diagnóstico e Teste de Contato

**Kleiser Aparecida Pereira Mendes
Paulo Eduardo Silva Belluco**

Diagnóstico

O diagnóstico da dermatite de contato (DC) baseia-se em uma anamnese criteriosa e detalhada, exame físico minucioso e no teste de contato considerado padrão ouro.

História Clínica

História da doença atual, atividades ocupacionais, de tempo livre e de lazer, tarefas domésticas, uso de produtos de limpeza e higiene pessoal (pelo paciente, cuidadores e parceiros) e história pregressa de doenças alérgicas, dermatológicas, dispositivos médicos e implantes dentários são informações importantes que devem fazer parte da anamnese.[1,2] O **Quadro 5.1** mostra os dados importantes que uma anamnese deve conter.

QUADRO 5.1. **Dados importantes da anamnese na investigação da dermatite de contato**[1]

Anamnese
História da doença atual • Início, localização inicial e evolução da erupção cutânea • Atividades específicas associadas ao aparecimento das lesões • Uso de medicação e a resposta
Atividades ocupacionais • Local de trabalho, tarefas executadas, produtos manipulados direta ou indiretamente, uso de equipamento de proteção individual (óculos de proteção, luvas, botas), tempo de uso, frequência de lavagem das mãos, álcool gel, condições de trabalho (presença de gases, vapores, poeiras), situação semelhante em outros trabalhadores • Associação das dermatoses com o trabalho: melhora com o afastamento/férias/fins de semana, agrava com a reexposição • Tarefas domésticas: tipo de tarefas, uso de luvas, frequência de lavagem das mãos, uso de emulsificantes/detergentes

(Continua)

QUADRO 5.1. Dados importantes da anamnese na investigação da dermatite de contato[1] (Continuação)

Anamnese
Atividades de tempo livre: tipo de atividade e equipamentos usados, consertos, benfeitorias em casa, piora dos sintomas com exposição ao sol
Produtos de cuidados pessoais e dos parceiros: cosméticos, perfumes, xampus, pasta de dentes, enxaguantes, loções de barba e hidratantes, roupas, curativos, medicamentos tópicos
Antecedentes pessoais e familiares: história pessoal e/ou familiar de dermatite atópica ou outra doença alérgica (rinite/asma/conjuntivite alérgica) e outras dermatoses, implantes dentários, dispositivos médicos (DIU, marcapassos, próteses ortopédicas)

Fonte: Rosmaninho I, et al., 2016.[1]

Estima-se que a história isolada possa levar ao diagnóstico correto em 50% dos casos quando alérgenos comuns estão envolvidos. Caso contrário, o diagnóstico correto ocorre em somente 10%.[3]

Exame Físico

A dermatite de contato se apresenta conforme a fase de evolução.

Na fase aguda, evidencia-se erupção cutânea eritematoedematosa, brilhante, com vesículas, bolhas e, eventualmente, exsudato. Na fase crônica, caracteriza-se por um eczema com liquenificação e hiperpigmentação, mais difícil de distinguir de patologias que cursam com eczema crônico. A forma subaguda contempla características sobrepostas de ambas as formas.[4]

Há diversas características do exame físico que podem direcionar o diagnóstico de dermatite de contato e a pesquisa e determinação do alérgeno responsável por ela.

A localização das lesões ajuda na determinação do tipo de substância envolvida e da participação de foto exposição como mostra o **Quadro 5.2**.[5,6]

Dermatite de mãos, dermatite de pálpebras e queilite são formas de eczema que sugerem dermatite de contato.[7,8]

A espessura do extrato córneo pode funcionar como barreira ou facilitador de absorção de determinadas substâncias como por exemplo suspeita-se de dermatite de contato alérgica por esmalte de unhas por lesão em pálpebras e face pois é raro a lesão ungueal.

A sudorese aumenta a dispersão e a fricção aumenta a absorção do alérgeno na superfície cutânea.[9]

Doenças que levam à alteração de função de barreira da pele (quebra de integridade, inflamação) favorecem a absorção de substâncias irritativas e/ou imunogênicas. Assim, a dermatite por irritação pode predispor a sensibilização do indivíduo e a dermatite de contato alérgica pode facilitar a ação dos irritantes. A dermatite atópica também facilita a ação de irritantes e alérgenos devido à disfunção de barreira cutânea, uma das principais características da sua fisiopatologia.[10]

QUADRO 5.2. Localização das lesões e possíveis fontes de alérgenos

Localização das lesões	Fonte dos alérgenos
Face	Cosméticos em geral, sabões, cremes e loções de barba, esmalte de unhas, tintura para cabelos e outros produtos capilares, aero dispersão (cimento, serragem de madeira, inseticidas, materiais voláteis, como gasolina, terebentina e querosene. Instrumentos musicais, repelentes, roupas, máscaras de borracha, peles, joias e contactantes levados pelas mãos (dermatite ectópica) medicação tópica, colírios

(Continua)

QUADRO 5.2. Localização das lesões e possíveis fontes de alérgenos (Continuação)

Localização das lesões	Fonte dos alérgenos
Pálpebras e região periorbitária	Cosméticos, esmalte de unhas, removedores de esmalte, fixadores de cílios, tinturas de cílios e de cabelos. substâncias voláteis ou em *spray*, gasolina, produtos de limpeza, perfumes, material de uso profissional, aro e líquido para limpar lentes de óculos, colírios, substâncias levadas pelas mãos
Lábios e região perioral	Batons, esmalte de unhas, instrumentos musicais de sopro, piteiras, cigarros, lenços perfumados ou de papel, pastas de dentes, soluções para gargarejos, própolis, substâncias utilizadas por dentistas, gotas nasais e nebulizadores, medicação tópica, fios dentários, lápis, borracha, grampos e outros objetos levados a boca. Frutas cítricas como maçã, figo, manga e tomate
Orelha e região retroauricular	Perfumes, cosméticos usados no couro cabeludo e esmalte de unhas, armação de óculos, brincos e piercings, gotas otológicas, telefone celulares, estetoscópio, protetores de borracha
Couro cabeludo e linha de implantação do cabelo	Produtos capilares: tintas de cabelo, tônicos capilares e anticaspas, permanentes, xampus, perfumes, chapéus
Pescoço	Esmaltes de unhas, tinturas de cabelo e cosméticos usados no couro cabeludo, bijuterias, perfumes, aero dispersão (cimento, serragem de madeira, inseticidas, tintas pulverizadas), gravatas e gola de paletó, contactantes levados pelas mãos (dermatite ectópica)
Axilas	Desodorantes e antiperspirantes, depilatórios, perfumes, tecidos, particularmente os tingidos

(Continua)

QUADRO 5.2. Localização das lesões e possíveis fontes de alérgenos (Continuação)

Localização das lesões	Fonte dos alérgenos
Mãos	Substâncias de uso profissional e doméstico, principalmente úmido tintas, vernizes, cimento, gasolina, luvas, anéis, pasta de couro, moedas, direção de automóvel, tintas de jornal e caneta. Medicamentos de uso pessoal ou não. Todo objeto que possa ser tocado, manejado segurado ou usado
Tronco	Produtos capilares: tintas de cabelo, tônicos capilares e anticaspas, permanentes, xampus; perfumes e cremes, produtos usados no banho (sabões, géis), desodorantes, tecidos, particularmente os tingidos, cintos, botões metálicos, elásticos de calças e cintas, aero dispersão (cimento. serragem, inseticidas), medicamentos tópicos
Região anogenital	Produtos para higiene íntima, substâncias levadas pelas mãos como perfumes, esmaltes e sabões, medicamentos tópicos
Membros inferiores	Assentos de vasos sanitários, objetos de níquel (bolsos), tecidos, particularmente os tingidos, medicamentos tópicos
Pés	Medicamentos para micose e hiperidrose, antissépticos, esmaltes para unhas, plantas e outros materiais, couro de sapatos, colas, corantes, meias de náilon ou tecidos tingidos e galochas
Dermatite de contato sistêmica	Ingestão de medicamentos, metais, plantas
Fotodermatite	Medicamentos tópicos e orais (AINH, antibióticos, dapsona, entre outros), perfumes, protetores solares, tintura de cabelos

Fontes: Bernstein DI, 2015;[5] Rozas-Munoz E, 2018.[6]

Histopatologia

As alterações histológicas da dermatite de contato não são específicas e a biópsia, quando realizada, auxilia na exclusão diagnóstica de outras dermatoses.

Tanto a DC por irritante primário quanto a DC alérgica podem se manifestar como eczema agudo, subagudo ou crônico. Algumas características clínicas podem facilitar a diferenciação entre as duas patologias, mas também podem apresentar outras características clínicas e histológicas muito semelhantes.

A DC é desencadeada pelo contato de produtos químicos com a pele. Entretanto, na DC por irritante o dano ocorre por ação direta na pele enquanto na DC alérgica eles promovem uma reação de hipersensibilidade mediada por células T. A partir daí, os processos inflamatórios são muito semelhantes com participação de citocinas, quimiocinas, presença de apoptose, necrose celular e infiltrado polimórfico inflamatório, o que dificulta a diferenciação clínica e histológica entre as duas formas de DC.[11]

Um estudo avaliou as características histológicas da dermatite de contato por irritação primária e alérgica e dermatite atópica.[12] Nele, a necrose epidérmica e aumento de células "*natural killers*" estariam relacionados com a dermatite de contato por irritação e a paraqueratose focal (núcleos retidos de queratinócitos no estrato córneo) e micro abcessos contendo células dendríticas mieloides estariam associados à dermatite de contato alérgica. A presença de eosinófilos na derme foi mais evidenciada na dermatite atópica.

Outros estudos indicam que a presença de espongiose e vesículas intraepidérmicas, além de células T e células dendríticas na derme, sugeririam dermatite de contato alérgica.[13,14]

Teste de Contato

O teste de contato, ou *patch test*, é o método diagnóstico indicado em qualquer doença eczematosa pruriginosa, aguda ou crônica e considerado padrão ouro para diagnóstico de dermatite de contato alérgica.

Estima-se que história clínica e exame físico são suficientes para o diagnóstico de dermatite de contato alérgica em apenas 29 a 54% dos casos.[5,15]

▪ Indicações

As principais indicações para o teste de contato são:[1,5,15,16]
- Suspeita de dermatite de contato alérgica, aguda ou crônica.
- Dermatites crônicas não controladas com os medicamentos comumente utilizados.
- Dermatites de contato ocupacional.
- Dermatite atópica.
- Quando ocorre piora súbita da dermatite atópica sem fator identificável.
- Quando não responde ao tratamento.
- Quando apresenta eczema em pálpebras, mãos e lábios.
- Dermatites generalizadas.
- Queimação/pinicação com medicações que não tem estes efeitos colaterais conhecidos.

As crianças apresentam superfície corporal menor. Assim, os testes de contato nessa faixa etária devem conter número reduzido de alérgenos escolhidos de acordo com a suspeita clínica ou utilizar a bateria pediátrica.

O teste de contato deve ser realizado com restrições ou não deve ser realizado em:[5,15,16]

- Dermatite eczematosa generalizada aguda ou extenso eczema no dorso.
- Uso de imunossupressores ou imunomoduladores (corticoides sistêmicos, ciclosporina, azatioprina, micofenolato de mofetila, metotrexato). Entretanto, estudos mostram que menores doses possíveis destas medicações (corticoides sistêmicos < 20 mg/dia de prednisona, ciclosporina (2 a 3 mg/kg/dia), podem não interferir nos resultados do teste de contato.[4,17]
- Uso de corticoide de alta potência tópico, inibidor da calcineurina tópico ou radiação ultravioleta aplicados no local de aplicação do teste. O corticoide tópico e o inibidor da calcineurina tópico devem ser suspensos 5 a 7 dias antes do teste. O uso de câmaras de bronzeamento e exposição solar devem ser evitados 2 a 4 semanas antes do teste.

Os imunobiológicos como inibidor de fator de necrose tumoral (anti-TNF). e interleucina 17/22 (anti-IL17/22) não interferem nos resultados do teste de contato. Entretanto, os estudos com teste de contato em pacientes em uso de dupilumabe, um inibidor de subunidade alfa do receptor de IL-4, usado para dermatite atópica, tem resultados controversos e deve ser indicado e interpretado com cuidado à luz da relevância clínica.

O teste de contato deve ser evitado em gestantes e lactantes.

O uso de anti-histamínicos orais não interfere no teste de contato.

■ Escolha dos Alérgenos e Baterias Disponíveis

A escolha dos alérgenos é muito importante para o melhor resultado do teste de contato. De modo geral, devem ser escolhidos materiais padronizados disponíveis comercialmente.

O Grupo Brasileiro de Estudo de Dermatite de Contato (GBEDC), em 2000, padronizou uma bateria de contato com 30 substâncias que também pertencem às baterias dos grupos internacionais. Em 2015, foi lançada a bateria padrão Latino Americana que é composta por 40 substâncias. Além destas, diversas outras baterias adicionais estão disponíveis para o teste de contato e estão indicadas de acordo com a profissão do indivíduo e/ou localização das lesões, a saber:

- Cosméticos.
- Regional.
- Corticoides.
- Unhas.
- Capilar.
- Calçados.
- Pediátrica.
- Anti-inflamatórios.
- Dental.

Os produtos pessoais dos pacientes, considerados materiais próprios, podem ser usados como alérgenos não padronizados. Os produtos de higiene pessoal *leave-on* (sem enxague) podem ser testados sem diluição. Já os produtos *rinse-off* (com enxague, como sabões, xampus por exemplo), devem ser diluídos antes da aplicação em 1 a 10% em água. Alguns materiais sólidos podem ser testados diretamente na pele (secos ou umedecidos em água) como tecidos e materiais de bolsas e sapatos.[16,18]

▪ Aplicação do Teste

O teste de contato propriamente dito consiste na colocação de contactantes (alérgeno) previamente selecionadas, diluídos em veículos adequados e concentrações padronizadas em contensores de alumínio (Finn Chambers® 8, 12 ou 8 mm) ou polipropileno (ou mesmo em papel filtro 1 cm × 2 cm) com distância de aproximadamente 2 cm entre cada substância, na pele do paciente a ser testado.[19] São aderidas à pele com fita adesiva (preferência com Micropore® ou Scanpor®).

Um termo de consentimento livre e esclarecido é fornecido ao paciente onde constam informações sobre a indicação do teste de contato, o preparo pré-teste, cuidados durante o procedimento, possíveis efeitos adversos e como proceder caso eles ocorram, além das datas das leituras e resultado.

O paciente deve ser orientado a tomar banho, assim como não aplicar cremes ou óleos na pele, no dia da aplicação do teste.

Caso haja excesso de pelos no local, o paciente precisa se depilar 48 horas antes da aplicação do teste. Não usar depilatórios químicos.

A área ideal de aplicação do teste é o dorso do paciente pois, devido à extensão, esta área permite a colocação de um número adequado de substâncias. As substâncias não devem ser aplicadas em cima de tatuagens, dermatites, cicatrizes e área das alças do sutiã. Braços e coxas podem ser áreas de aplicação alternativas.

A pele deve ser desengordurada com éter, acetona ou Licor de Hoffman (solução alcoólica de éter). Aguardar o tempo de secagem para boa aderência do adesivo.

A aplicação deve ser feita a 3 cm lateralmente à coluna vertebral, de baixo para cima pressionando levemente a partir da extremidade inferior para retirada do ar como mostra a **Figura 5.1**.

Deve-se assegurar a aderência total do contensor pressionando levemente cada câmara para conferir um efeito de ventosa que aumenta a oclusão.

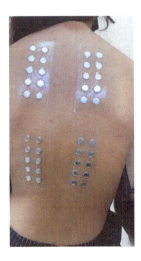

FIGURA 5.1. Aplicação do teste de contato.
Fonte: arquivo pessoal dos autores.

▪ Leituras do Teste

Após a colocação do teste (D0), o paciente é liberado com a recomendação expressa de não molhar o local, evitar atividades que levam à sudorese intensa e movimentos bruscos que possam descolar o teste.

O teste de contato pode gerar um certo desconforto por conta da fita adesiva ou, ainda, prurido e/ou ardência no local da aplicação. Assim, o paciente deve ser orientado quanto a esses sintomas e como proceder caso eles ocorram.

Após 48 horas da colocação do teste (D2), o paciente retorna ao consultório onde serão retirados os contensores e será feita uma primeira leitura. É realizada 20 minutos após a retirada do teste para eliminar qualquer efeito pela pressão induzida pelas câmaras. Faz-se uma marcação com caneta dermográfica para ser possível identificar as substâncias nas leituras subsequentes.

O paciente deve retornar ao consultório 96 horas (D4) após a aplicação do teste para realizar a leitura final. A leitura pode ser feita em 72 horas (D3) porém há uma probabilidade de o resultado ser falso-negativo.

Determinadas substâncias são consideradas reatores tardios dentre elas a neomicina, corticoides, sulfato de níquel, resina de p-terc-butilfenolformaldeído, metilcloroisotiazolinona, parafenilenodiamina, acrilatos, anestésicos e ouro. Nesses casos, o paciente deve ser instruído e a leitura deve ser feita 7 dias (D7) ou mais tardia após a colocação do teste.

▪ Resultado do Teste de Contato

O teste de contato positivo significa que o paciente é sensibilizado àquela substância.

O resultado é dado na última leitura do teste seja D4, D5, D7 ou leituras mais tardias.

Não há um consenso sobre o critério das leituras, porém o mais utilizado é o do International Contact Dermatitis Research Group (ICDRG)[20] apresentado no **Figura 5.2**.

Considera-se um teste negativo quando todas as substâncias testadas são negativas na última leitura. Caso alguma substância seja positiva na primeira leitura e negativa na última, considera-se o teste negativo.

O teste de contato positivo significa presença de reação de hipersensibilidade do tipo IV (imunológica) e indica uma dermatite de contato alérgica.

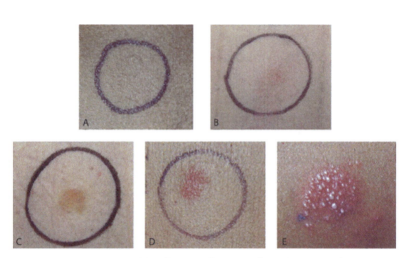

FIGURA 5.2. A) Negativo (-): pele normal; B) Duvidoso (?) eritema discreto; C) Positivo fraco (+): eritema e pápulas; D) Positivo forte (++): eritema, pápulas e vesículas esparsas; E) Positivo muito forte (+++): eritema intenso, pápulas, múltiplas vesículas eventualmente agrupadas formando bolhas e ulcerações.

Fonte: Vaibhav Garg BB, et al. 2021.[20]

▪ Interpretação do resultado

A interpretação do resultado do teste de contato é muito mais importante do que o resultado em si. O teste evidencia a sensibilização do paciente àquela substância, porém é preciso determinar a relevância clínica que é a correlação entre o alérgeno positivo e a sua participação na dermatite em investigação.[1,14,20]

Assim, uma relevância clínica definitiva significa que o alérgeno suspeito é positivo no teste de contato, a dermatite ocorre no local de contato com ele e há melhora da dermatite quando se afasta o alérgeno e piora com a reexposição. A relevância clínica será provável caso o alérgeno positivo no teste é um dos ingredientes da substância suspeita de causar a dermatite. Uma relevância clínica passada ocorre quando o contato foi no passado. A história clínica criteriosa é fundamental para a determinação da relevância.

Deve-se ressaltar que resultados falso-positivos e falso-negativos podem ocorrer. Os **Quadro 5.3** e **5.4** mostram as causas de resultados falsos negativos e falsos positivos, respectivamente.[1,20]

QUADRO 5.3. Causas de resultados falso-negativos

1. A substância envolvida não foi testada
2. Falha técnica: baixa concentração do alérgeno ou alérgeno inativo, veículo ou contensor inadequados, falha de oclusão (teste molhado, deslocado, tempo insuficiente de oclusão e leitura antecipada)
3. Não observância das situações que interferem com o teste: uso de medicações imunossupressoras tópicas ou sistêmicas, exposição solar
4. O local do teste não reproduz as condições da região afetada pela dermatite (sudorese, maceração, pressão ou fricção)
5. A substância é fotossensível

Fonte: Vaibhav Garg BB, et al. 2021.[20]

QUADRO 5.4. Causas de resultados falso-positivos[20]

1. Veículo irritante, diluição inadequada do veículo
2. Reação à fita adesiva
3. Pressão de materiais sólidos e roupas apertadas
4. Contaminação na preparação do teste
5. Reação cruzada por proximidade de substâncias ou cossensibilização
6. Dermatoses atuais ou recentes no local de aplicação do teste

Fonte: Vaibhav Garg BB, et al. 2021.[20]

Caso haja suspeita de resultados falso-negativos ou falso-positivos, deve-se repetir o teste após no mínimo 30 dias.[20,21]

Quando o paciente apresentar três ou mais testes positivos com substâncias não relacionadas, recomenda-se que os testes sejam repetidos com distância de 5 cm entre eles.

Apesar de seguro, raramente podem ocorrer efeitos adversos provocados pelo teste de contato. Geralmente, ocorrem por uso de substâncias não padronizadas ou indicação equivocada do teste O **Quadro 5.5** mostra os efeitos adversos do teste de contato.[22]

QUADRO 5.5. Efeitos adversos do teste de contato[24]

1. Sensibilização do paciente
2. Síndrome da pele excitada (*angry back*)
3. Fenômeno de Koebner
4. Hiperpigmentação
5. Hipopigmentação
6. Infecção secundária bacteriana ou viral
7. Necrose, cicatriz e queloide
8. Persistência da reação positiva
9. Reativação da dermatite pré-existente
10. Reação pseudoalérgica/anafilática

Fonte: Lachapelle JM, 2020.[24]

A **síndrome da pele excitada** refere-se ao teste de contato forte positivo a poucas substâncias, mas que levam a uma grande área eritematosa no local de aplicação do teste gerando resultados falso-positivos. Ocorre em pacientes que fizeram teste com dermatite ativa ou por reação cruzada entre substâncias muito próximas.

Mais raro ainda é a reação pseudoalérgica/anafilática que pode ocorrer em pacientes com urticária de contato que fizeram teste de contato (indicação equivocada). Há descrição desta reação com bacitracina e neomicina.[23]

Outros Tipos de Teste de Contato

Outros tipos de teste de contato são usados para comprovar a participação da substância ou produto na dermatite de contato.[18,23,24]

Teste aberto

O teste aberto é usado para avaliar produtos trazidos pelo paciente ou substâncias possivelmente irritantes para a pele como produtos de limpeza, óleos, tintas e colas dentre outros.

O procedimento consiste em colocar a substância em uma pequena área (5 cm × 5 cm) da pele, na superfície volar do antebraço preferencialmente, manter a área aberta (não ocluir) e remover suavemente após 30 minutos. As leituras são feitas da mesma maneira que o teste fechado.

Teste semiaberto

O que difere o teste aberto do semiaberto é que neste a substância testada fica na pele por cerca de 5 a 10 minutos para identificar a presença de urticária de contato e só então é coberta com fita adesiva. É usado para testar substâncias de uso doméstico, farmacêuticos, cosméticos ou industriais trazidos pelo paciente.

Teste de uso ou provocativo (ou *repeated open application test* ou R.O.A.T.)

O teste de uso é indicado para testar cosméticos em geral. O material é aplicado no braço, na prega ante cubital ou área escapular (melhor 2 a 3 locais), 2 vezes por dia durante 1 semana. O paciente deve ser orientado a suspender a aplicação no momento que aparecer uma reação. A presença de reação positiva confirma a presença de dermatite de contato por substâncias presentes no produto testado.

Fototeste de contato (ou *Photopatch test*)

O fototeste de contato é indicado nos casos de suspeita de dermatite de contato fotoalérgica, por substâncias tópicas ou sistêmicas. A técnica é semelhante ao teste fechado, porém os alérgenos são aplicados em duplicata no dorso. Após a leitura de 48 horas (D2), um dos lados é coberto com material opaco à luz e o outro é irradiado com radiação ultravioleta (5 a 15 J/cm^2). As leituras subsequentes devem ser feitas imediatamente após a irradiação e após 72 (D3) ou 96 horas (D4) comparando os resultados entre os dois lados. Considera-se um resultado positivo (dermatite de contato fotoalérgica) quando há reação somente no lado irradiado. Se houver reação nos 2 lados, considera-se dermatite de contato alérgica. Caso o resultado seja fracamente positivo na leitura de 48 horas e negativo nas leituras subsequentes, considera-se o diagnóstico de reação fototóxica.

Teste de contato com medicamentos

A identificação de medicação envolvida nas reações de hipersensibilidade a drogas, ou ainda, medicações alternativas nos casos já definidos, pode ser um desafio para o médico, principalmente nos casos de polifarmácia. O teste de provocação com medicamento é padrão ouro para o diagnóstico dessas patologias, mas envolve riscos significativos além de material e equipe experientes e especializados. Os testes cutâneos são ferramentas úteis, de fácil execução e seguras para esse propósito.

O teste de contato com medicamento está indicado principalmente nas reações cutâneas de hipersensibilidade imunológica não imediata (hipersensibilidade tardia mediada por células T) como erupção maculopapular, erupção pigmentar fixa, dermatite de contato. Pode ser realizado nas farmacodermias graves, como pustulose exantemática generalizada aguda (PEGA), erupção a droga com eosinofilia e sintomas sistêmicos/síndrome de hipersensibilidade a droga (DRESS/SHD), síndrome de Stevens-Johnson (SSJ) e necrólise epidérmica tóxica (NET) e Erupção pigmentar fixa bolhosa generalizada (EPFBG), porém, deve-se usar uma concentração bem menor sob o risco de reativar a doença. O procedimento deve ser realizado entre 6 semanas e 6 meses após a resolução do quadro cutâneo.[25-27]

Tecnicamente, o teste de contato com medicamento é muito semelhante àquele para dermatite de contato alérgica: substâncias colocadas em contensores, aplicadas no dorso superior do paciente e leituras realizadas 48, 72 (ou 96) horas e até 7 dias após a colocação e o resultado, como no teste de contato padrão, segue os critérios da International Contact Dermatitis Research Group (negativo, duvidoso, positivo +, ++ ou +++).[18,28]

Entretanto, há algumas particularidades que são importantes.

Somente algumas medicações têm concentrações padronizadas para o teste de contato e por isso usa-se as concentrações de 10% do princípio ativo ou 30% da preparação comercial em vaselina sólida (chamada de preparação extemporânea) como modo de "padronização". Nos casos das farmacodermias graves, a concentração das substâncias deve ser de 1 a 10% de acordo com a gravidade da doença.[29,30]

Nos pacientes com erupção pigmentar fixa, as substâncias devem ser aplicadas na pele sem lesão (preferencialmente no dorso) e na lesão residual.[25,26,31]

Os testes de contato a anticonvulsivantes, antibióticos betalactâmicos (principalmente aminopenicilinas), além de clindamicina, pristinamicina e quinolonas, corticosteroides, bloqueadores dos canais de cálcio e benzodiazepínicos tem mostrado importante relevância clínica.[32]

Referências Bibliográficas

1. Rosmaninho I, Moreira A, Silva JPM. Dermatite de contacto: revisão da literatura. Rev Port Imunoalergologia 2016; 24(4): 197-209.
2. Johnston G, Exton L, Mohd Mustapa M, Slack J, Coulson I, et al., British Association of Dermatologists' guidelines for the management of contact dermatites. Br J Dermatol, 2017;176 (2): 317-29.
3. Cary JH, Maibach HI. Allergic Contact Dermatitis. In: Mahmoudi M. (eds) Allergy and Asthma. Springer 2019: 245-272.
4. Motta AA, Aun MV, Kalil J, Giavina-Bianchi P. Dermatite de Contato. Rev. bras. alerg. imunopatol. 2011; 34(3):73-82.
5. Bernstein DI. Contact Dermatitis for the Practicing Allergist J Allergy Clin Immunol Pract 2015;3 (5):652-8.
6. Rozas-Munoz E, Gamé D, Serra-Baldrich E. Dermatitis de contacto alérgica por regiones anatómicas. Claves diagnósticas. Actas Dermosifiliogr. 2018;109 (6):485-507.
7. Barbaud A, Poreaux C, Penven E, Waton J. Occupational protein contact dermatitis. Eur J Dermatol. 2016;25(6):527-34.
8. Silverberg J. Comorbidities and the impact of atopic dermatitis. Ann Allergy Asthma Immunol. 2019;123(2):144-51.
9. Rios JBM, Carvalho LP. Rios JBM, Carvalho LP. (eds.) In: Alergia Clínica: Diagnóstico e Tratamento. 2. ed. Dermatite de Contato. Ed. Revinter 2007:335-7.
10. Brar KK, Leung DYM. Eczema complicated by allergic contact dermatitis to topical medications and excipients. Ann Allergy Asthma Immunol. 2018;120(6):599-602.

11. Nosbaum A, Nicolas JF, Lachapelle JM. Pathophysiology of Allergic and Irritant Contact Dermatitis. In: Lachapelle JM, Maibach H. (eds) Patch Testing and Prick Testing. Springer, Cham 2020:3-10.
12. Frings VG, Boer-Auer A, Breuer K. Histomorphology and immunophenotype of eczematous skin lesions revisited-skin biopsies are not reliable in differentiating allergic contact dermatitis, irritant contact dermatitis, and atopic dermatitis. Am J Derm Pathol. 2018;40(1):7-16.
13. Dhingra N, Shemer A, Correa da Rosa J, et al. Molecular profiling of contact dermatitis skin identifies allergen-dependent differences in immune response. J Allergy Clin Immunol. 2014;134(2):362-72.
14. Fonacier L, Noor I. Contact dermatitis and patch testing for the allergist. Ann Allergy Asthma Immunol. 2018;120(6):592-8.
15. Fonacier L. A Practical Guide to Patch Testing. J Allergy Clin Immunol Pract 2015;3 (5):669-75.
16. Goldenberg A, Ehrlich A, Machler BC, Jacob SE. Patch Test Clinic Start-up: From Basics to Pearls. Dermatitis 2020: 31(5): 267-96.
17. Schmidlin K, Sani S, Bernstein DI, Fonacier L. A hands-on approach to contact dermatitis and patch testing. J Allergy Clin Immunol Pract 2020;8 (6):1883-93.
18. Johansen JD, Aalto-Korte K, Agner T, Anderson KE, Bircher A, Bruze M, et al. European Society of Contact Dermatitis guideline for diagnostic patch testing – recommendations on best practice. Contact Dermatitis 2015;73(4):195-221.
19. Maibach HI, Lachapelle JM. Patch Testing Methodology. In: Lachapelle JM, Maibach H. (eds) Patch Testing and Prick Testing. Springer, Cham 2020:39-84.
20. Vaibhav Garg BB, Gaspari AA. Patch testing: Uses, systems, risks/benefits, and its role in managing the patient with contact dermatitis, Clinics in Dermatology, Volume 39, Issue 4, 2021, Pages 580-590.
21. Özkaya E. Patch testing with used and unused personal products: a practical way to show contamination with contact allergens. Contact Dermatitis. 2016; 75(5):328-30.
22. Lachapelle JM. In: Lachapelle JM, Maibach HI. (eds.) Patch Testing and Prick Testing A Practical Guide Official Publication of the ICDRG. 4. ed. Switzerland Springer, 2020. p 39-74.
23. Brod B. Patch Testing. In: Fowler J, Corona R. (editors). UpToDate. 2019.
24. Lachapelle JM, Maibach HI. In: Lachapelle JM, Maibach HI. (editors) Patch Testing and Prick Testing A Practical Guide Official Publication of the ICDRG. 4.ed. Switzerland Springer, 2020. p 125-43.
25. Motta AA, Kalil J, Barros MT. Testes cutâneos. Rev Bras Alerg Imunopatol. 2005;28(3)73-83.
26. Aun MV, et al. Testes in vivo nas reações de hipersensibilidade a medicamentos. Arq Asma Alerg Imunol. 2018;2(4):390-8.

27. Zinn Z, Gayam S, Chelliah MP, Honari G, Teng J. Patch testing for nonimmediate cutaneous adverse drug reactions. J Am Acad Dermat 2018; 78(2):421-8.
28. Barbaud. Drug skin tests and systemic cutaneous adverse drug reactions: an update. Expert Rev. Dermatol. 2007;2(4): 481-95.
29. Brockow K, et al. Skin test concentrations for systemically administered drugs – an ENDA/EAACI Drug Allergy Interest Group position paper. Allergy 2013; 68: 702-12.
30. Assier H, et al. Patch tests in cutaneous adverse drug reactions; value of extemporaneous patch tests. Contact Dermatitis, 2017:77; 297-302.
31. Barbaud A. Skin testing and patch testing in non-IgE-Mediated drug allergy. Curr Allergy Asthma Rep 2014: 14: 442.
32. Zinn Z, Gayam S, Chelliah MP, et al. Patch testing for nonimmediate cutaneous adverse drug reactions. J Am Acad Dermatol. 2018;78(2):421-3.

Capítulo 6

Diagnóstico Diferencial

Mario Cezar Pires

Introdução

Na prática clínica, muitas vezes, o diagnóstico de dermatite de contato não oferece dificuldades. No entanto, dependendo da localização, do tipo de lesões e evolução, a dermatite de contato pode ser confundida com diversas outras condições. Alguns casos mostram quadros diversos e incaracterísticos. Um aspecto que pode complicar este fato é que outras doenças mimetizam a dermatite de contato, tornando o diagnóstico difícil. Outro aspecto a se considerar é que a dermatite de contato pode ser fator complicador de outra dermatose, como psoríase ou dermatite atópica.[1]

O diagnóstico da dermatite de contato é caracterizado por:
- Morfologia típica.
- Desencadeador plausível.
- Ocorrência na localização esperado de acordo com o contactante.[2]

Diagnóstico Diferencial entre Dermatite de Contato Irritativa e Dermatite de Contato Alérgica

Dentro do conceito amplo da dermatite de contato, a maior dificuldade é a diferenciação entre irritação primária (**Figura 6.1**) e alergia (**Figura 6.2**). No **Quadro 6.1**, observamos os principais fatores que nos levam a pensar em dermatite irritava ou alérgica de contato.

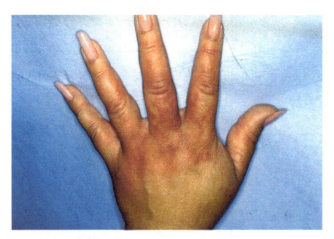

FIGURA 6.1. Dermatite de contato por irritação primária no dorso da mão. Note o acentuado eritema.
Fonte: arquivo pessoal do autor.

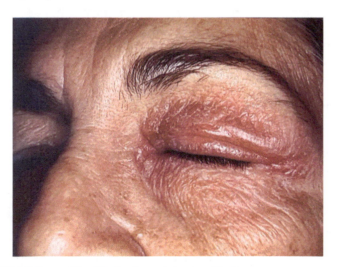

FIGURA 6.2. Dermatite alérgica de contato nas pálpebras.
Fonte: arquivo pessoal do autor.

QUADRO 6.1. Principais fatores para diferenciar irritação primária de dermatite alérgica de contato

	Irritação primária	Dermatite alérgica de contato
Localização das lesões	Limita-se ao local de contato	No local do contato, podem estender-se ou afetar outros locais
Sintomas	Ausente ou ardor, raramente prurido leve	Prurido de leve a intenso
Lesões	Eczema agudo, subagudo ou crônico	Eczema agudo, subagudo ou crônico, mas também liquenoide, purpúrico, pigmentado e outros
Tempo para reação	Imediato nas formas agudas, cumulativo nas crônicas	Tardio
Teste de contato	Negativo	Positivo

Fonte: o autor.

Manifestações Não Eczematosas de Dermatite de Contato

Na maior parte das vezes, as lesões da dermatite de contato são eczematosas, agudas, subagudas ou crônicas. No entanto, manifestações não usuais sem características de eczema ocorrem, o que dificulta o diagnóstico.[3] Diversos alérgenos, como agentes farmacêuticos, produtos herbais, têxteis e outros, algumas vezes levam a lesões tipo eritema polimorfo (**Figura 6.3**).[4]

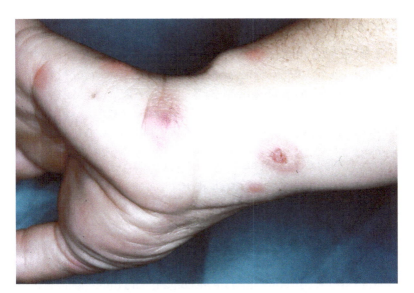

FIGURA 6.3. Lesões eritema polimorfo-*like* após teste de contato positivo.
Fonte: arquivo pessoal do autor.

A dermatite de contato purpúrica e a pigmentada são características dos corantes e alérgenos da borracha.[5] Reações de contato liquenoides, confundindo o quadro com líquen plano, podem aparecer nas mucosas, devido componentes do amálgama.[2] Lesões bolhosas, papulonodulares ou pustulosas nos levam a diferenciar de algumas doenças autoimunes, como lúpus eritematoso e pênfigos.[2] Sais utilizados em tatuagens ocasionam reações granulomatosas em alguns pacientes, tendo que ser diferenciadas de doenças como sarcoidose e micobacterioses.[6] Reações linfomatoides também são raramente vistas em tatuagens.[6] Reações edematosas são vistas por PPD ou azocorantes, devendo ser diferenciadas do angioedema.[2]

Diagnósticos Diferenciais por Localização

De acordo com a localização das lesões da dermatite de contato, os diagnósticos diferenciais variam. Assim, apresentaremos os principais diferenciais de acordo com a região do corpo afetada.

▪ Couro Cabeludo

Não é local comum de dermatite de contato, encontramos mais comumente a dermatite seborreica. Nesta, as escamas costumam ser mais oleosas, graxentas, muitas vezes acompanhadas de crostículas devido coçadura. A existência de outras áreas seborreicas afetadas, como atrás das orelhas, região pré-esternal, sulcos nasolabiais e mesmo perianal favorece o diagnóstico de dermatite seborreica. Em muitos casos recorremos ao teste de contato para diferenciar. A psoríase (**Figura 6.4**), frequentemente, atinge o couro cabeludo e deve ser diferenciada da dermatite de contato, em alguns casos por meio do exame anatomopatológico.

Outra dermatose que frequentemente afeta o couro cabeludo é a dermatite atópica. O exame físico de outras áreas da pele, como as flexuras, associado aos dados de exame física auxiliam no diagnóstico final. Alguns quadros mais raros, mas que podem simular a dermatite de contato, são as foliculites (bacterianas ou idiopáticas), líquen plano pilar, lúpus eritematoso e outros. O exame anatomopatológico é necessário para diferenciar estas dermatoses.

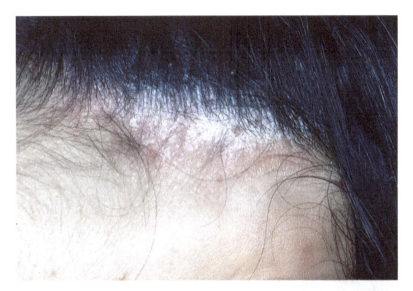

FIGURA 6.4. Escamas prateadas em paciente com psoríase de couro cabeludo.
Fonte: arquivo pessoal do autor.

▪ Face e Pescoço

Grande número de dermatoses causa lesões nessas regiões. A que apresenta maior dificuldade na diferenciação com dermatite de contato é a dermatite atópica. Pálpebras são localizações bastante comuns em ambas as dermatoses, e, muitas vezes, o paciente tem as duas doenças. Nesses casos, o teste de contato é fundamental para o diagnóstico diferencial. Além da dermatite de contato, na face também observamos lesões de dermatite seborreica, psoríase, lúpus, rosácea e condições mais raras, como erupção polimorfa a luz.

▪ Membros Superiores e Inferiores

Nessas localizações, especialmente nas dobras, o principal diagnóstico diferencial é a dermatite atópica (**Figura 6.5**).

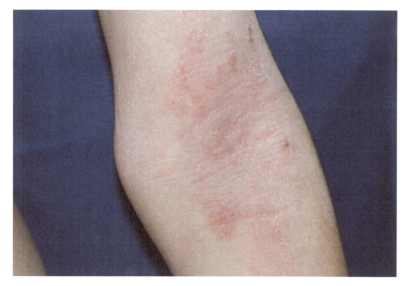

FIGURA 6.5. Lesões liquenificadas com escoriações em paciente com dermatite atópica.
Fonte: arquivo pessoal do autor.

Por outro lado, o acometimento de cotovelos e joelhos é mais encontrado na psoríase.

Outro quadro frequente que muitas vezes é confundido com alergia de contato é a dermatite friccional de cotovelos e joelhos, devido ao atrito nestas localizações. As farmacodermias, pelagra, foliculites, eritema polimorfo e líquen plano também devem ser excluídas.

▪ Tronco

Novamente, a dermatite atópica deve ser diferenciada. A psoríase é menos comum nesta região, mas deve ser diferenciada. Líquen plano, reações medicamentosas, parapsoríase e mesmo linfomas cutâneos podem ter aparência semelhante com dermatite de contato. As micoses superficiais, como tinha do corpo e candidíase, são diagnósticos diferenciais importantes e muitas vezes podem ser complicações da dermatite de contato (micotização). Nessas situações, o exame micológico direto diferencia estas dermatoses.

▪ Palmas e Plantas

Nessas localizações, a dermatite irritava é mais comum, mas muitos pacientes, com o tempo, desenvolvem a alergia de contato. Não podemos esquecer que as micoses têm fatores predisponentes semelhantes com àqueles das dermatites de contato nessas localizações, ou seja, calor e umidade. A presença de lesões no dorso das mãos, o predomínio na mão dominante e as bordas acentuadas auxiliam no diagnóstico da micose (**Figura 6.6**). Assim, em casos de dúvida, é imperativo a coleta do exame micológico direto.

A dermatite palmoplantar juvenil é quadro da dermatite atópica, mas o diagnóstico de alergia de contato deve ser investigado. Psoríase e algumas farmacodermias também são comuns nas palmas e plantas. O eczema disidrótico muitas vezes representa dermatite alérgica de contato, mas também pode ser idiopático ou reação de hipersensibilidade a foco micótico, conhecido como *Id* ou *Dermatofítide*.

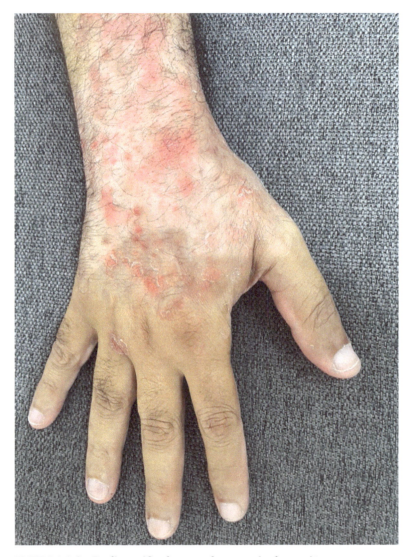

FIGURA 6.6. Lesões liquenificadas com algumas pápulas e eritema em paciente com dermatite atópica.
Fonte: arquivo pessoal do autor.

▪ Região Genital e Glúteos

São áreas muitas vezes afetadas pela dermatite de contato, mas também a psoríase invertida, líquen plano, parapsoríase e mesmo linfomas devem ser excluídos, principalmente por meio do exame anatomopatológico.

Diagnóstico Diferencial com as Principais Dermatoses

No **Quadro 6.2**, temos as principais dermatoses que devem ser diferenciadas da dermatite de contato, com os métodos para diagnóstico.

Assim, consideramos que o diagnóstico de dermatite de contato nem sempre é fácil, exigindo história e exame detalhado do paciente, assim como expertise do médico.

Condição	Quadros distintivos	Método para diagnóstico	Princípios para tratamento
Dermatite atópica	Mais disseminada que a DC e segue certos padrões de distribuição	História e aparência clínica, biópsia raramente	Corticoides tópicos e hidratantes
Eczema disidrótico	Ocorre nas mãos e pés, com vesículas claras, eritema e descamação	História e aparência clínica, raramente biópsia	Corticoides tópicos e hidratantes
Psoríase invertida	Eritema bem demarcado em áreas intertriginosas	História e aparência clínica, biópsia nos casos de dúvida	Corticoides tópicos, imunomoduladores, calcipotriol*
Alergia ao látex	Eritema, prurido e possivelmente reações sistêmicas	História e exame físico, testes alérgicos	Evitar látex

(Continua)

(Continuação)

Condição	Quadros distintivos	Método para diagnóstico	Princípios para tratamento
Psoríase plamoplantar	Pústulas e placas sobre palmas e plantas	História e aparência clínica, biópsia nos casos duvidosas	Corticoides potentes, imunomoduladores, calcipotriol*, imunobiológicos*
Escabiose	Distribuição típica e túneis nas mãos, pés, punhos, axila, coxas etc.	História clínica, prurido noturno, história familiar, coleta de material para exame microscópico, dermatoscopia*	Escabicidas tópicos e sistêmicos
Tinha do pé	Geralmente entre os dedos, nas plantas ou laterais dos pés	História e aparência clínica, exame micológico direto	Antifúngicos tópicos e/ou sistêmicos

Fonte: adaptado de Kranke B, Schuster C, 2015.[2]

* Acrescentado pelo autor.

Referências Bibliográficas

1. Brasch J, Aberer W, et al. Guideline Contact Dermatitis. Allergo J Int 2014;23:126-38.
2. Kranke B, Schuster C. Contact dermatitis: relevant differential diagnosis, simulators, and variants. DDG 2015;1311.
3. Sittart JAS, Pires MC. Dermatologia na Prática Médica. São Paulo: Roca, 2011.
4. Koch I, Bahmer FA. Erythema-multiforme-like, urticarial papular and plaque eruptions from bufexamac: report of 4 cases. Contact Dermatitis 1994;31:97-101.
5. Komerick P, et al. Pigmented purpuric contact dermatitis from Disperse Blue 106 and 124 dyes. J Am Acad Dermatol 2001;45:456-8.
6. Antonocivh D, Callen JP. Development of sarcoidosis in cosmetic tattoos. Arch Dermatol 2005;141:869-72.

Capítulo 7

Dermatite de Contato Ocupacional (DCO)

Anne-Rose Leopoldina Wiederkehr Bau

As dermatites ocupacionais (DO) estão entre as doenças mais comuns relacionadas ao trabalho com prevalência em torno de 17%, mas pode ser maior devido a subnotificação de casos leves. A Dermatite de contato ocupacional (DCO), que também é classificada em dermatite ocupacional por irritantes (DCOI) e dermatite de contato ocupacional alérgica (DCOA), representa mais de 85% das doenças ocupacionais.[1-3]

A grande maioria dos estudos mostra que a DCOI é mais frequente, mas, em alguns estudos, a DCOA é mais frequente.[4,5]

A dermatite de contato ocupacional (DCO) acomete principalmente trabalhadores da construção civil, funções relacionadas a manipulação de alimentos, pescados, sapateiros, agricultores, cabeleireiros e profissionais de saúde.[6,7]

A DCO pode ter graves consequências médicas e socioeconômicas, interferindo na qualidade de vida e na atividade laborativa do indivíduo.[8]

O risco de desenvolver a DCO aumenta quando associados a cofatores inerentes à substância, ao indivíduo e ao ambiente que podem predispor ao agravamento do quadro.[1]

Agentes físicos (ambientes muito frios ou muito quentes), radiação UV e solar, além de traumas mecânicos são fatores que agem diretamente na pele e aumentam a exposição e sensibilização a alérgenos. Substâncias químicas e materiais biológicos derivados de plantas e animais podem agir tanto como irritantes como sensibilizantes.

A pele previamente acometida por Dermatite Atópica (DA) tem 13,5 vezes maior probabilidade de apresentar a DCO associada.[9]

Em muitos casos, a diferenciação clínica entre DCOI e DCOA é difícil.

Geralmente, a DCOI apresenta as lesões no local de contato direto da substância na pele e o paciente refere dor e queimação mais intensos que o prurido. Por não envolver mecanismos imunológicos, a reação acontece poucas horas após a exposição, uma vez que não necessita de período de sensibilização. Eventualmente, a substância tem baixo grau de irritação e só vai desencadear sintomas após um contato prolongado. De modo semelhante, algumas substâncias provocam reação inflamatória após 48 horas da exposição. Ambas as situações podem gerar confusão na hora de diferenciar a DCOI da DCOA.

Os pacientes com DCOA referem prurido mais intenso, sendo uma característica importante desta patologia. Nesses pacientes, há um período de sensibilização ao qual o paciente entra em contato com a substância, mas não desenvolve sintomas enquanto o sistema imune não for acionado. Esse período pode variar de meses a anos. Uma vez sensibilizado, o indivíduo apresenta sintomas horas ou dias após a exposição e, de uma maneira geral, persistem por mais tempo do que na DCOI.

As áreas mais acometidas na DCO são as descobertas e incluem face, pescoço, o V do decote, braços e mãos. Nos casos de exposição por aerodispersão, couro cabeludo, nuca e tornozelos também podem estar envolvidos. Geralmente, as áreas afetadas associadas ao trabalho do indivíduo sugerem o agente causal.

O envolvimento das mãos na DCO é bastante comum pois estão constantemente em interação com o meio ambiente e expostas de modo recorrente a irritantes e condições subjacentes que favorecem a sensibilização. Nesse contexto, é previsto que a dermatite nas mãos tenha alta prevalência apesar da pele das palmas ser mais resistente à lesão física se comparada à pele de outras áreas do corpo.

Estima-se que a epiderme das palmas é 30 vezes mais espessa do que a epiderme da pálpebra.[10]

A dermatite de mãos pode ter um impacto profundo na capacidade de trabalho e qualidade de vida do indivíduo.

Dentre os inúmeros agentes desencadeantes de DCO, estão inclusos alérgenos não ocupacionais conhecidos. O níquel permanece como alérgeno de contato mais comum do mundo. Outros menos prevalentes, como o cobalto e o cromo, destacam-se entre as causas de dermatite alérgica por metais, inclusive na doença ocupacional. Os aceleradores de borracha e os biocidas, presentes em esterilizantes químicos, desinfetantes, antissépticos e preservativos tem baixo peso molecular o que facilita a penetração no extrato córneo e favorece a sensibilização alérgica.[9]

Os principais contactantes envolvidos na DCOA são tiuram mix, carba mix, resina epóxi, formaldeído e metilisotiazolinona.[4]

Os alérgenos do ambiente de trabalho, que oferecem risco ao trabalhador, devem ser investigados com a finalidade de escolher os antígenos a serem testados e orientar o uso de séries de alérgenos adicionais à bateria padrão, conforme demanda.[10]

A dificuldade de estabelecer o nexo causal e comprovar que o agente do ambiente de trabalho e a causa da DCO motivou o direcionamento da investigação.

O histórico ocupacional e coleta de informações do local de trabalho em Folhas de Dados de Segurança de Materiais (FDSM) são ferramentas valiosas a serem analisadas. A prova de causalidade ocupacional pode ser obtida pelo emprego dos critérios de Mathias.[6]

Esses critérios sintetizam em sete questões os fatores mais relevantes a serem avaliados, aliados à anamnese e exame físico do trabalhador.[6] São elas:

1) Aparência clínica consistente com DC.
2) Exposição no ambiente de trabalho a possíveis irritantes ou alérgenos.
3) Localização da dermatite consistente com a exposição no trabalho.
4) Relação temporal entre exposição e aparecimento dos sintomas.
5) Exclusão de exposição não ocupacional como causa dos sintomas.
6) Melhora clínica ao se afastar do trabalho e a reexposição causa exacerbação.
7) TC ou provocação identifica a provável causa para a exposição ocupacional.

A resposta positiva a 4 das 7 perguntas é sugestiva de etiologia ocupacional da dermatite.

Deve-se estar atento para o caso de persistência da dermatite apesar do afastamento do trabalho e, consequentemente, do agente suspeito: nestes casos, a DCO deve ser questionada.

Outros fatores podem ser agravantes do quadro e precisam ser avaliados e questionados. Estudos demonstraram que estresse e tabagismo contribuem para o agravamento da dermatite, enquanto a prática de atividades físicas, aliada ao tratamento correto e afastamento do agente desencadeante permitem o controle da doença.[11]

O índice de MOALHFA é um acrônimo para avaliar de modo rápido as características e o perfil clínico da DC em amostra populacional por meio de parâmetros.[12]

O índice direciona a investigação para critérios relevantes: sexo masculino (M-*male*), dermatite ocupacional (O-*occupational*), dermatite atópica (A-*atopic*), eczema das mãos (H-*hand*), eczema das pernas (L-*leg*), dermatite da face (F-*face*) e idade acima de 40 anos (A-*age*).

As características clínicas e demográficas dos pacientes influenciam os resultados dos TC positivos, daí a sua importância. O MOAHLFA é usado para caracterizar populações submetidas a TC em termos da porcentagem para que os resultados possam ser examinados no contexto desses diferentes fatores. Estudos usando este instrumento associaram história de dermatite nas pernas e idade avançada com sensibilização a emulsificantes, conservantes e drogas.[13]

O índice MOAHLFA é uma ferramenta para comparar populações e, por isso, é utilizado em estudos populacionais. Apesar disso, pouco se sabe sobre as associações entre itens individuais MOAHLFA e alérgenos específicos.[13]

A DCO deve ser diferenciada de outras dermatoses como dermatite atópica, psoríase e manifestações cutâneas de doença sistêmica. A possibilidade de sobreposição ou agravamento por alérgenos e irritantes deve ser lembrada bem como dos alérgenos emergentes. A avaliação do local de trabalho pode ser necessária para uma investigação bem-sucedida.[6]

A intervenção ideal e mais eficaz para diminuir a exposição no local de trabalho é, sempre que possível, eliminar o agente causal do ambiente. A segunda medida de controle é avaliar a substituição do agente desencadeante por outro isento de risco, como foi feito no caso de sensibilização a luvas de látex e dos cromatos do cimento. A terceira medida de isolamento são os controles de engenharia a fim de impedir o contato do agente com os trabalhadores. O controle sobre o processo de trabalho pode adaptar a maneira como o trabalho é executado. A rotação de trabalhadores por tarefas é uma alternativa para minimizar o contato. A fiscalização do uso de equipamento de proteção individual (EPI) é importante, mas mostrou ser a medida menos efetiva no controle da DCO. A prevenção primária, com equipes multidisciplinares e intervenções educacionais, é fundamental na prevenção e reabilitação de pacientes com DCO.[6]

Conclusão

O uso de equipamento de proteção individual (EPI) nem sempre é efetivo na prevenção ou agravamento da DCO e pode ser um fator de piora se inadequados para o fim a que se destinam. O médico alergista precisa orientar a evicção do alérgeno e dispor de meios adequados para diagnosticar, disponibilizar informações por meio de laudos explicativos, com o resultado dos testes, medidas preventivas que incluem uso correto dos EPI e impedir o contato com o antígeno. A quebra do círculo vicioso que perpetua a inflamação cutânea da DC possibilitará o controle desta que é uma das mais prevalentes doenças ocupacionais.

Referências Bibliográficas

1. Rundle CW. Hand hygiene during COVID-19: Recommendations from the American Contact Dermatitis Society. J Am Acad Dermatol, [s. l.], v. 83, n. 2, p. 1730-7, 7 out. 2020.
2. Sasseville D. Occupational contact dermatitis. Allergy Asthma Clin Immunol. 2008 Jun 15;4(2):59-65.
3. Pacheco KA. Occupational dermatitis: How to identify the exposures, make the diagnosis, and treat the disease. Ann Allergy Asthma Immunol. 2018 Jun;120(6):583-91.
4. DeKoven JG, DeKoven BM, Warshaw EM, Mathias CGT, Taylor JS, et al. Occupational contact dermatitis: Retrospective analysis of North American Contact Dermatitis Group Data, 2001 to 2016. J Am Acad Dermatol. 2022 Apr;86(4):782-90.

5. Kucenic MJ, Belsito DV. Occupational allergic contact dermatitis is more prevalent than irritant contact dermatitis: a 5-year study. J Am Acad Dermatol. 2002 May;46(5):695-9.
6. Lampel HB, Powel HP. Occupational and Hand Dermatitis: a Practical Approach. Clin Rev Allergy Immunol., [s. l.], v. 56, n. 1, p. 60-71, fev. 2019.
7. Pesonen M, Jolanki R, Larese Filon F, Wilkinson M, Kręcisz B, et al. ESSCA network. Patch test results of the European baseline series among patients with occupational contact dermatitis across Europe - analyses of the European Surveillance System on Contact Allergy network, 2002-2010. Contact Dermatitis. 2015 Mar;72(3):154-63.
8. Kostner L, Anzengruber F, et al. Allergic contact dermatitis. Immunology and Allergy Clinics of NorthAmerica, 37(1):141-52, 2017.
9. Milan EC, Nassau S, Banta E. Occupational Contact Dermatitis: an update. J Allergy Clin Immunol Pract: Nov-Dec 2020;8(10):3283-93.
10. Chu C, Marks JG Jr, Flamm A. Occupational Contact Dermatitis: Common Occupational Allergens. Dermatol Clin. 2020 Jul;38(3):339-49.
11. Hollins LC, Flamm A. Occupational Contact Dermatitis: Evaluation and Management Considerations. Dermatol Clin. 2020 Jul;38(3):329-38.
12. Uter W, Schwitulla J, Thyssen JP, Frosch PJ, Statham B, Schnuch A. The "overall yield" with the baseline series - a useful addition to the array of MOAHLFA factors describing departmental characteristics of patch tested patients. Contact Dermatitis. 2011;65(6):322-8.
13. Sánchez-Pujol MJ, Docampo-Simón A, Mercader P, González-Pérez R, Hervella-Garcés M, et al. Frequency of sensitization to the individual fragrances of fragrance mix I and II according to the factors included in the MOAHLFA index. Contact Dermatitis. 2021 Jun;84(6):395-406.

Dermatite de Contato na Infância

Cristina Worm Weber

Definição

Dermatite de contato alérgica (DCA) é uma condição inflamatória cutânea que corresponde a 20% de todas as dermatites na infância. Em 1931, a sensibilização alérgica de crianças foi descrita pela primeira vez por meio de um modelo experimental com hera venenosa. A prevalência e o significado na população pediátrica são subestimados porque muitos casos não são diagnosticados ou são diagnosticados erroneamente, não sendo relatados.[9]

Lesões eczematosas persistentes, recorrentes e bem localizadas sugerem dermatite de contato (DC).[4] A chave do tratamento na pediatria é ter um adequado nível de suspeita e referendar os pacientes para realização de Testes de Contato (TC).[9] A maioria dos alérgenos de contato em crianças estão relacionados às brincadeiras, escola e atividades esportivas, mas também podem ser produtos tópicos utilizados pelos pais. (Belloni Fortina et al [4]) DCA pediátrica não tratada e recalcitrante pode ter significativas consequências negativas na qualidade de vida dos pacientes.[9]

Prevalência

A prevalência de DCA é similar em adultos e crianças,[33] ocorrendo em cerca de 20% da população em geral.[9] Por muitos anos se acreditou que sensibilização de contato era incomum na infância, o que não é verdadeiro. Crianças de qualquer idade podem desenvolver dermatite de contato.[33] Há descrições de DCA em lactentes tão jovens quanto 1 semana de vida.[14]

A prevalência estimada de DCA nos Estados Unidos é de 16,5%, afetando 4,4 milhões de crianças.[1,33] Na Europa, estudos realizados em crianças de 0-15 anos com suspeita de dermatite de contato encontraram positividade de 46,7-69,3% nos TC, sendo que a relevância dos resultados relacionados ao quadro clínico foi de 49,7-69,8%.[5,38]

Associação com Dermatite Atópica (DA)

Pode ser difícil diferenciar dermatite atópica (DA) de DC em crianças e as duas condições podem coexistir.[9] Áreas como mãos, lábios, pálpebras e flexuras são comuns em ambas as condições.[33] Uma revisão sistemática e metanálise não demonstrou diferenças significativas na prevalência de DCA entre crianças com ou sem DA.[17,38] Entretanto, cerca de ¾ dos pacientes com DA resistente ao tratamento são portadores de DC associada. (Boonstra et al[8])

Na DA ocorrem defeitos na função de barreira cutânea que podem aumentar o risco de sensibilização.[33] Crianças com DA são cronicamente expostas a agentes tópicos como antibióticos, corticosteroides e emolientes. O uso prolongado destes agentes aumenta o risco de sensibilização para medicamentos (neomicina, benzocaína, budesonida e tixocortol) e também aos veículos (conservantes e fragrâncias).[4] Na **Figura 8.1**, paciente de 5 anos com dermatite atópica desde os primeiros anos de vida, apresentando piora progressiva e pouca resposta aos tratamentos usuais, por sensibilização ao conservante de emolientes e corticosteroides tópicos que fazia uso.

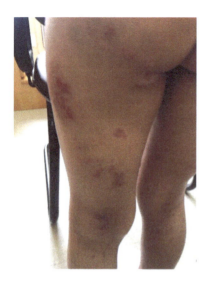

FIGURA 8.1. Paciente 5 anos portador de DA com lesões pruriginosas refratárias aos tratamentos tópicos, sensibilizado a propilenoglicol, neomicina e fragrâncias mix.
Fonte: arquivo pessoal da autora.

Diagnóstico

Devido à alta prevalência de DA em crianças, a diferenciação com DCA pode ser um desafio. Em alguns casos, os pacientes podem se sensibilizar aos ingredientes ativos ou veículos de seus tratamentos tópicos, levando a rebotes ou falhas terapêuticas.[9]

Alguns achados clínicos podem sugerir DCA:
- Piora apesar do tratamento usual e/ou mudanças na distribuição das lesões.
- Se tornar recalcitrante aos tratamentos usuais.
- Se apresentar em localizações não usuais, como cabeça e pescoço, mãos e pés, pálpebras, virilhas, perioral e periorbital.
- Início na adolescência sem histórico de eczema prévio.
- Necessidade de tratamento imunossupressor.
- Rebotes quando cessa o tratamento.

Localização das Lesões

Os locais mais comuns de DCA na população pediátrica são a face, dermatite generalizada e extremidades (membros superiores e inferiores).[9] Dermatite em lábios e pés são mais frequentes em crianças do que em adultos.[33] Também é comum a ocorrência de dermatite por aerodispersão e reações fotoalérgicas que acometem preferencialmente áreas expostas.[4]

Dermatite na face pode ser causada por produtos de cuidado pessoal, como xampus, sabonetes e cremes faciais, que podem conter conservantes, fragrâncias ou surfactantes. Também pode ocorrer por dispositivos eletrônicos contendo níquel, maquiagens e fragrâncias em spray.[9]

Alergia de contato em mãos pode estar associada a várias fontes, variando do popular "slime" caseiro a produtos de cuidado pessoal como hidratantes, sabonetes para mãos e esmalte de unha. Dermatites em membros superiores e inferiores podem estar relacionadas ao uso de equipamentos de proteção esportiva como tornozeleiras que contém alérgenos, como neoprene, borracha ou colas.[9]

Dermatite de contato na área das fraldas é comum, o que diferencia da DA que, geralmente, poupa essa área.[9] O mecanismo mais comum envolvido é o irritativo, devido ao contato com resíduos de urina e fezes sob oclusão. Nesses casos, as áreas convexas, de maior contato com a fralda, são as mais afetadas. As causas mais comuns de DCA na área de fraldas são corantes dispersos, conservantes, emulsificantes, fragrâncias, adesivos e aceleradores de borracha dos elásticos.[19]

Outra área frequente na população pediátrica é a região infraglútea, que pode estar relacionada a sensibilização ao material do assento sanitário ou aos produtos utilizados na limpeza do mesmo.[26]

Dermatite de contato sistêmica pode ocorrer por meio da ingestão, como por exemplo de carmine em *cukpcakes*, níquel em aveia e cacau e bálsamo-do-peru no *ketchup*.[33]

Contactantes mais Comuns em Crianças

Os alérgenos de contato mais comuns em crianças são:
- Metais.
- Medicamentos tópicos.
- Conservantes.
- Fragrâncias.
- *Compositae.*
- Parafenilenodiamina.

▪ Metais

Níquel

Níquel é o sensibilizante de contato mais comum na infância, bem como nos adultos.[4] A prevalência de testes de contato positivos para níquel é reportada em aproximadamente 8-26,8% em crianças e adolescentes.[3,4,6,13,15,24,25,32,43,46]

As fontes mais comuns de exposição a níquel incluem bijuterias (relógios, brincos, pulseiras, *piercings*), moedas, pregos, botões, fechos, fivelas de cintos, cosméticos, tintas, etc. A sensibilização em meninas é maior do que em meninos.[43] Amálgamas e aparelhos dentários também representam uma fonte potencial de exposição ao níquel.[23]

O contato com níquel levando a sensibilização também pode ocorrer por meio de brinquedos, instrumentos musicais e dispositivos tecnológicos como *notebooks*, *tablets*, computadores, celulares e capas metálicas de celulares e outras caixas de metal.[21,22,37,42,43]

Cloreto de cobalto

É frequente em concomitância a reação ao níquel. Entretanto, nos últimos anos a sensibilização isolada ao cobalto vem aumentando e novas fontes de exposição vem emergindo.[4] A prevalência de reações positivas ao teste de contato em crianças varia entre 4,4% e 11,11%.[5,41] A sensibilização por cobalto em criança não ocorre somente por bijuterias, mas também por brinquedos, giz de cera das cores azul ou verde, tintas e calçados de couro.[7,33]

Bicromato de potássio

É outro alérgeno de contato comum do grupo dos metais, geralmente encontrado no cimento, aço inoxidável e itens de couro.[4] Bicromato de potássio também está associado com dermatite dos pés, porque o couro dos calçados, frequentemente, é curtido com sulfato de cromo trivalente.[35] A prevalência de reações positivas ao teste de contato para bicromato de potássio é relatada entre 1,3% e 9,9%.[4]

▪ Medicamentos Tópicos

Neomicina

Neomicina é um antibiótico aminoglicosídeo que consta entre os principais alérgenos em crianças, com uma prevalência de 5,2% na Itália e 6,6% nos Estados Unidos.[5,44] É encontrada em medicamentos tópicos utilizados como pomadas, colírios e gotas auriculares.[3] Neomicina é um alérgeno frequente nos pacientes portadores de DA considerando que são cronicamente expostos a tratamentos tópicos.[4]

▪ Conservantes

Conservantes do grupo dos liberadores de formaldeído, como quaternium-15, imidazolidinil ureia e metildibromo glutaronitrilo (MDBGN), e não liberadores de formaldeído, como metilcloroisotiazolinona (MCI) e metilisotiazolinona (MI), são frequentemente utilizados como componentes de cosméticos e produtos de cuidados pessoais.[4]

Esses conservantes são frequentemente utilizados em loções para lactentes, xampus e condicionadores, lenços umedecidos, sabonetes e sabonetes líquidos e hidratantes.

Metilisotiazolinona foi relacionada aos *slimes* caseiros que se tornaram populares entre crianças e adolescentes.[2,27] A prevalência de reações positivas ao Kathon CG (MCI/MI) é relatada em aproximadamente 11,7% das crianças.[45]

▪ Fragrâncias

Bálsamo-do-peru

A resina *Myroxylon pereirae* (Bálsamo-do-peru) é uma mistura obtida de uma árvore da América Central, composta por muitos ingredientes.[12] É positiva em cerca de 8,4% dos testes de contato realizados em crianças.[16]

É frequentemente utilizada em perfumes e fragrâncias relacionadas a baunilha, cravo e canela. Causa DAC por cosméticos e produtos farmacêuticos de uso tópico. Também está presente em condimentos como *ketchup* e molho sabor churrasco, tomate e alimentos cítricos.[12,33]

Fragrâncias mix

A sensibilização de contato a fragrâncias está aumentando em crianças por causa do uso de muitos produtos de higiene pessoal perfumados, mesmo quando rotulados para uso infantil, como hidratantes, emolientes e protetores solares. Outra causa possível de sensibilização é o hábito das crianças brincarem com cosméticos e maquiagens.[3,40] Também encontramos reações aos óleos essênciais e quando utilizados em difusores podem causar reações por aerodispersão.

▪ Plantas

Compositae mix

A família *Compositae* (*Asteraceae*) é a segunda maior família de plantas do planeta (após gramíneas). DAC a *Compositae* ocorrem em crianças que brincam entre plantas e flores nos prados ou expostas a produtos contendo estas plantas – como camomila, arnica, dente-de-leão, ambrósia. A prevalência de testes positivos a *Compositae* na infância é estimada em 2,6%, sendo maior nos atópicos.[4] O quadro clínico representado nas **Figuras 8.2** e **8.3** referem-se a uma criança de 9 anos que teve erupções por contato com planta.

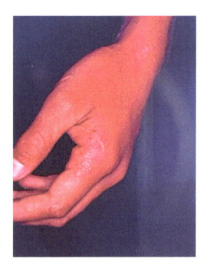

FIGURA 8.2. Criança de 9 anos com erupções por contato com planta: mão.
Fonte: arquivo pessoal da autora.

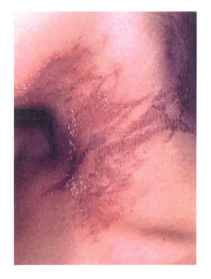

FIGURA 8.3. Criança de 9 anos com erupções por contato com planta: pescoço.
Fonte: arquivo pessoal da autora.

▪ Emolientes e Surfactantes

Lanolina

Lanolina (ou álcoois da lã) é um alérgeno encontrado em emolientes, óleos para bebê e óleos para banho, higienizadores para as mãos e cremes.[9] O derivado da lanolina (amerchol L101) apresenta maior número de reações positivas e sua testagem é recomendada em crianças.[9] Pacientes atópicos tem 4 vezes mais reações positivas ao teste de contato por lanolina do que não atópicos.[33]

Propilenoglicol

É mais comum sensibilizar pacientes atópicos por estar presente em formulações de corticosteroides tópicos e inibidores da calcineurina.[33]

Cocoamidopropil betaína

Surfactante derivado do coco presente em produtos rotulados como naturais e orgânicos encontrado muito frequentemente em produtos infantis, como xampus, condicionadores, sabonetes líquidos e cremes dentais.[33]

Glucosídeos

São surfactantes derivados de plantas, também encontrados em produtos naturais. A prevalência de testes positivos encontrada pelo grupo norte-americano de DC foi de 2,3%.[47]

▪ Parafenilenodiamina (PPD)

A sensibilização em crianças ocorre, principalmente, devido as tatuagens de hena temporárias.[33] Importante lembrar que crianças muito pequenas podem sensibilizar-se a PPD pelo contato com a tintura de cabelo da mãe.[4]

Uma vez que a criança tenha sido sensibilizada ela pode reagir a muitos produtos contendo PPD, como sapatos de couro, perfumes, borrachas, tintas de impressão, tintas.[36]

Podem ocorrer reações cruzadas da PPD com anestésicos locais (benzocaína) e corantes têxteis. Os corantes têxteis são utilizados em uma variedade de produtos industriais e de borracha, como calçados, luvas de borracha, botas e fones de ouvido.[39]

▪ Alérgenos de Contato Emergentes na Infância

Pantenol

É um álcool análogo ao ácido pantotênico (vitamina B5), ingrediente comum nos produtos para tratamentos tópicos para rinite, conjuntivite e queimaduras solares e é amplamente utilizado em produtos cosméticos (loções para cabelo, lenços umedecidos, hidratantes, protetores solares, maquiagens e esmaltes de unha). Mais frequente em adolescentes.[10,30]

Clorexidina e cloreto de benzalcônio

Causam DC em crianças muito pequenas, pelo uso de produtos antissépticos.[11,20] Cloreto de benzalcônio também é um conservante utilizado em medicamentos e produtos de uso doméstico.[11] Além disso, o uso de antissépticos no coto umbilical pode causar sensibilização em recém nascidos.[11,20]

Acrilato de isobornil (IBOA) e n,n-dimetilacrilamida (DMAA)

Presentes nos adesivos dos sensores de glicose e bombas de infusão de insulina, utilizados por crianças com diabetes tipo I, e podem causar severas reações alérgicas de contato.[29,31,33]

Acetato de tocoferol (vitamina E) e ciclopentasiloxane

São componente de silicone, alérgenos de contato que vem aumentando em importância e são utilizados em associação em muitos produtos para cuidados com a pele e protetores solares.[28]

Hidroperóxido de limoneno e hidroperóxido de linalol

São alérgenos de fragrâncias, positivas em 13 a 17,9% das crianças testadas.[9] Não estão presentes nas baterias atualmente disponíveis no Brasil.

Outros alérgenos emergentes são encontrados nas espumas químicas utilizadas em tornozeleiras e outros equipamentos de proteção esportivas comumente utilizados em crianças que praticam esportes.[18] As substâncias sensibilizantes mais comuns nesses materiais são:[9]
- Resina P-tertbutilformaldeído (PTBFR).
- Dialquil tioureias.
- Corantes dispersos.
- Ureia-formaldeído.
- PPD.
- Acetofenona azina.

Fontes Prováveis de Exposição aos Alérgenos mais Frequentes por Faixa Etária

Na Tabela 8.1, encontram-se descritos os alérgenos mais prevalentes conforme a faixa etária.

TABELA 8.1. Alérgenos mais frequentes por faixa etária

Lactentes (< 1 ano)	Pré-escolares e escolares (1-13 anos)	Adolescentes (> 13 anos)
Lenços umedecidos Fraldas Detergentes Hidratantes Produtos antissépticos Protetores solares	Emolientes Hidratantes Produtos antissépticos Protetores solares Brinquedos Colas Tintas *Slime* Plantas Flores	Tatuagens de hena Tintas de cabelo *Piercings* Bijuterias Telefones celulares *Notebooks* *Tablets* Esmalte de unha Calçados de couro

Fonte: adaptada de Belloni Fortina, et al.[4]

Teste de Contato em Crianças

Os TC são pouco utilizados em pediatria apesar da alta prevalência de DCA.[9] As causas de DCA diferem em adultos e crianças o que leva a necessidade de desenvolvimento de baterias específicas infantis. Não existem séries universalmente aprovadas para realização de TC em crianças. Existem diferentes painéis em cada país e considera-se que, como a área de testagem é menor na criança, os alérgenos devem ser selecionados cuidadosamente. Sugere-se a inclusão de substâncias conforme a história clínica.[34] No Brasil, existem baterias pediátricas sendo comercializadas, mas não há padronização de alérgenos ainda.

Evidências atuais sugerem que a concentração das substâncias podem ser as mesmas dos alérgenos utilizados em adultos, sendo consideradas seguras e eficientes. Em crianças muito pequenas, devido a alterações da barreira cutânea, pode se ajustar a concentração ou o intervalo entre as leituras.[4]

Estima-se que apenas um décimo dos testes alérgicos de contato seja realizado em crianças.[33] As razões de serem testadas muito menor número de crianças do que adultos podem ser explicadas pela falta de consenso sobre os alérgenos a serem testados, erros de diagnóstico, desafios logísticos e falta de conhecimento dos profissionais sobre como realizar TC em crianças.[9] A necessidade de múltiplas visitas ao consultório, a área de testagem menor, a necessidade de evitar molhar são desafiantes na população pediátrica.[34]

Embora o número de alérgenos a serem testados seja limitado à área disponível, estima-se que até 80 substâncias possam ser colocadas confortavelmente em uma criança de 8 anos.[9] Podem ser utilizadas outras áreas, além do dorso, como as coxas ou abdômen.[1,34]

Em crianças menores (abaixo de 8 anos), que possam ser mais suscetíveis a reações irritantes, considera-se reduzir o tempo de oclusão para 24 horas ao invés das 48 horas padronizadas, embora sejam necessários mais estudos para avaliar se ocorrem interferências nos resultados.[9,34]

O tempo de leitura após a retirada dos contensores varia na literatura de 24-120 horas, sendo que a leitura mais utilizada é em 48 horas.[34]

Algumas substâncias como neomicina, corticosteroides, metais e conservantes podem reagir tardiamente, podendo se considerar uma leitura adicional 1 semana após a aplicação.[34]

Crianças maiores de 13 anos devem ser testadas como adultos.[9]

Na leitura do TC, considerar que a intensidade da reação nem sempre está relacionada com a relevância clínica.[34]

É necessário correlacionar os resultados do teste de contato com a história e localização das lesões para determinar a relação causal. O teste de contato é um procedimento diagnóstico de baixo risco e não há relatos de indução de sensibilização ativa em crianças.[34]

Exclusão Empírica de Alérgenos

A exclusão dos 25 alérgenos mais comuns na população pediátrica é uma estratégia que pode ser utilizada em crianças com alto grau de suspeição de DCA, quando não é possível realizar TC.[34]

Na Tabela 8.2, estão relacionadas as subtâncias que devem ser excluídas.

TABELA 8.2. Alérgenos a serem excluídos empiricamente

Fragrância mix I e II	Parafenilenodiamina
Bálsamo-do-peru	Álcoois da lã
Aldeído cinâmico	Amerchol L-101/lanolina
Kathon CG	Própolis
Metilisotiazolinona	*Compositae* mix
Formaldeído	Propilenoglicol
Quaternium-15	Cocoamidopropil betaína
Iodopropinil butilcarbamato	Colofônia

(Continua)

(Continuação)

Metildibromo glutaronitrilo/fenoxietanol	Decil glucosídeo
Diazolidinil ureia	Sesquileato de sorbitano
Neomicina	Tixocortol-21-pivalato
Bacitracina	
Bronopol	

Fonte: Neale et al.[34]

Conclusões

DCA pode ter um grande impacto físico, psicológico e econômico tanto para os pacientes pediátricos quanto para seus cuidadores.[9] A criança com DCA tem piores parâmetros de qualidade de vida relacionados a redução de sono, desempenho escolar e problemas com amigos e parentes.[33]

Um diagnóstico precoce e correto, evitar de forma adequada os alérgenos e prevenção são a chave para um tratamento de sucesso. A coleta de dados contínua para determinar a prevalência dos alérgenos e orientar a escolha dos componentes a serem testados é fundamental.[9]

Referências Bibliográficas

1. Alinaghi F, Bennike NH, Egeberg A, Thyssen JP, Johansen JD. Prevalence of Contact Allergy in the General Population: A Systematic Review and Meta-analysis. Contact Dermatitis. 2019 feb;80(2):77-85.
2. Anderson LE, Treat JR, Brod BA, Yu J. "Slime" contact dermatitis: Case report and review of relevant allergens. Pediatr Dermatol. 2019 May;36(3):335-37.
3. Ascha M, Irfan M, Bena J, Taylor JS, Sood A. Pediatric patch testing: A 10-year retrospective study. Ann Allergy Asthma Immunol. 2016 Dec; 117(6):661-67.

4. Fortina AB, Caroppo F, Cicogna GT. Allergic Contact Dermatitis in Children. Expert Ver Clin Immunol. 2020 Jun;16(6):579-89.
5. Fortina AB, Fontana E, Peserico A. Contact Sensitization in Children: A Retrospective Study of 2614 Children from a Single Center. Pediatr Dermatol. 2016 Jul;33(4):399-404.
6. Fortina AB, Romano I, Peserico A, Eichenfield LF. Contact sensitization in very young children.J Am Acad Dermatol 2011 Oct;65(4):772-9.
7. Bregnbak D, Thyssen JP, Zachariae C, Menné T, Johansen JD. Association between cobalt allergy and dermatitis by leather articles – a questionnaire study. Contact Dermatitis. 2015;72(2):106-14.
8. Boonstra M, Rustemeyer T, Middelkamp-Hup MA. Both children and adult patients with difficult-to-treat atopic dermatitis have high prevalences of concomitant allergic contact dermatitis and are frequent polysensitized. J Eur Acad Dermatol Venereol. 2018 Sep;32(9):1554-61.
9. Brown C, Yu J. Pediatric Allergic Contact Dermatitis. Immunol Allergy Clin North Am. 2021 Aug;41(3):393-408.
10. Clerens I, Goossens A. Allergic contact dermatitis caused by panthenol: a rare but relevant sensitizer. Contact Dermatitis. 2017 Feb;76(2):122-3.
11. Darrigade AS, Léauté-Labrèze C, Boralevi F, Taïeb A, Milpied B. Allergic contact reaction to antiseptics in very youg children. J Eur Acad Dermatol Venereal. 2018 Dec;32(12):2284-7.
12. Groot AC. Myroxylon pereirae resin (balsam of Peru) – A critical review of the literature and assessment of the significance of positive patch test reactions and the usefulness of restrictive diets. Contact Dermatitis. 2019 Jun;80(6):335-53.
13. Diepgen TL, Ofenloch RF, Bruze M, Bertuccio P, Cazzaniga S, Coenraads PJ, et al. Prevalence of contact allergy in the general population in diferente European regions.Br J Dermatol. 2016 Feb;174(2):319-29.
14. Fisher AA. Allergic Contact Dermatitis in Early Infancy. CUTIS. 1985 Apr;35(4):315-6.
15. Fors R, Persson M, Bergströn E, Stenlund H, Styme B. Nickel allergy – prevalence in a population of Swedish youths from patch test and questionnaire data. Contact Dermatitis. 2008 Feb;58(2):80-7.
16. Goldenberg A, Mousdicas N, Silverberg N, Powell D, Pelletier JL, Silverberg JL, et al. Pediatric Contact Registry Inaugural Case Data. Dermatitis. 2016 Sep-Oct;27(5):293-302.
17. Hamann CR, Hamann D, Egeberg A, Johansen JD, Silverberg J, Thyssen JP. Assotiation Between Atopic Dermatitis and Contact Sensitization: a Systematic Review and Meta-analysis. J Am Acad Dermatol. 2017 Jul;77(1): 70-8.

18. Hill H, Jacob SE. Shin-Guard Dermatitis-Detection and Protection. Pediatr Dermatol. 2016 May;33(3):355-6.
19. Holme AS, Stone NM, Mills CM. Toilet seat contact dermatites. Pediatr Dermatol. 2005 Jul-Aug;22(4):344-5.
20. Isaac J, Scheinman PL. Benzalkonium Chloride: An Irritant and Sensitizer. Dermatitis. 2017 Nov/Dec;28(6):346-52
21. Jacob SE, Admani S. Allergic contact dermatitis to a laptop computer in a child.
22. Pediatr Dermatol. 2014 May-Jun;31(3)345-46.
23. Jensen P, Hamann D, Hamann CR, Jellesen MS, Jacob SE, Thyssen JP. Nickel and cobalt release from children's toys purchased in Denmark and the United States. Dermatitis. 2014 Nov-Dec;25(6):356-65.
24. Johnson EF, Lau EG, Smidt AC. Picture of the month. Allergic contact dermatitis to nickel-containing dental work. JAMA Pediatr. 2013 Jun;167(6):581-2.
25. Krecisz B, Chomiczewska D, Palczynski C, Kiec-Swierczynska M. Contact allergy to metals in adolescentes: nickel release from metal accessories 7 years after implementation of the EU Nickel Directive in Poland. Contact Dermatitis. 2012 Nov;67(5):270-6.
26. Lagrelius M, Wahlgren CF, Matura M, Kull I, Lidén C. High prevalence of contact allergy in adolescence: results from the population-based BAMSE birth cohort. Contact Dermatitis. 2016 Jan;74(1):44-51.
27. Litvinov IV, Sugathan P, Cohen BA. Recognizing and treating toilet-seat contact dermatitis in children. Pediatrics. 2010 Feb;125(2):e419-2.
28. Mainwaring W, Zhao J, Hunt R. Allergic contact dermatitis related to homemade slime: a case and review of the literature. Dermatol Online J. 2019 Apr 15;25(4).
29. Milanesi N, Gola M, Francalanci S. Allergic contact dermatitis caused by VEA (marca registrada) lipogel: compound allergy? Contact Dermatitis. 2016 Oct;75(4):243-4.
30. Mine Y, Urakami T, Matsuura D. Allergic contact dermatitis caused by isobornyl acrylate when using the FreeStyle Libre. J Diabetes Investig. 2019 Sep;10(5):1382-4.
31. Miroux-Catarino A, Silva L, Amaro C, Viana I. Allergic contact dermatitis caused dexpanthenol – But is that all? Contact Dermatitis. 2019 Nov;81(5):391-2.
32. Mowitz M, Herman A, Baeck M, Isaksson M, Antelmi A, Hamnerius N, et al. N,N-dimethylacrylamide – A new sensitizer in the FreeStyle Libre glucose sensor. Contact Dermatitis. 2019 Jul;81(1):27-31.
33. Mortz CG, Lauritsen JM, Bindslev-Jensen C, Andersen KE. Prevalence of atopic dermatitis, asthma, allergic rhinitis, and hand and contact dermatitis in adolescentes. The Odense Adolescent Cohort Study on Atopic Diseases and Dermatitis. Br J Dermatol. 2001 Mar;144:523-32.

34. Neale H, Garza-Mayers AC, Tam I, Yu J. Pediatric Allergic Contact Dermatitis. Part I: Clinical Features and Common Contact Allergens in Children. J Am Acad Dermatol. 2021 Feb;84(2):235-44.
35. Neale H, Garza-Mayers AC, Tam I, Yu J. Pediatric Allergic Contact Dermatitis. Part II: Patch Testing Series, Procedure and Unique Scenarios. J Am Acad Dermatol. 2021 Feb;84(2):247-55.
36. Ortiz-Salvador JM, Esteve-Martínez JM, Garcia-Rabasco A, Subiabre-Ferrer D, Martínez-Leboráns L, Zaragoza-Ninet V. Dermatitis of the Foot: Epidemiologic and Clinical Features in 389 Children. Pediatr Dermatol. 2017 Sep;34(5):535-9.
37. Panfili E, Esposito S, Di Cara G. Temporary Black Henna Tattoos and Sensitization to para-Phenylenediamine (PPD): Two Paediatric Case Reports and Review of the Literature. Int J Environ Res Public Health. 2017 Apr 14;14(4):421.
38. Richardson C, Hamann CR, Hamann D, Thyssen JP. Mobile Phone Dermatitis in Children and Adults: A Review of the Literature. Pediatr Allergy Immunol Pulmonol. 2014 jun 1;27(2):60-9.
39. Schena D, Papagrigoraki A, Tessari G, Peroni A, Sabbadini C, Girolomoni G. Allergic Contact Dermatitis in Children with and without Atopic Dermatitis. Dermatitis. 2012 Nov-Dec;23(6):275-80.
40. Schnuch A, Lessmann H, Frosh PJ, Uter W. para-Phenylenediamine: the profile of na important allergen. Results of the IVDK. Br J Dermatol. 2008 Aug;159(2):379-86.
41. Smith VM, Clark SM, Wilkinson M. Allergic contact dermatitis in children: trends in allergens, 10 years on. A retrospective study of 500 children tested between 2005 and 2014 in one UK centre. Contact Dermatitis. 2016; 74:37-43.
42. Simonsen AB, Foss-Skiftesvik MH, Thyssen JP, Deleuran M, Mortz CG, Zachariae C, et al. Contact allergy in Danish children: Current trends. Contact dermatitis. 2018 Nov;79(5):295-302.
43. Tuchman M, Silveberg JI, Jacob SE, Silverberg N. Nickel contact dermatitis in children. Clin Dermatol. 2015 May-Jun;33(3):320-26.
44. Warshaw EM, Aschenbeck KA, Devoken JG, Maibach HI, Taylor JS, Sasseville D, et al. Epidemiology of pediatric nickel sensitivity: Retrospective review of North American Contact Dermatitis Group (NACDG) data 1994-2014.J Am Acad Dermatol. 2018 Oct;79(4):664-771.
45. Yu J, Atwater AR, Brod B, Chen JK, Chisolm SS, Cohen DE, et al. Pediatric Baseline Patch Test Series: Pediatric Contact Dermatitis Workgroup. Dermatitis. 2018 Jul/Ago;29(4):206-12.

46. Yu SH, Sood A, Taylor JS. Patch Testing for Methyilisothiazolinone and Methylchloroisotiazolinone-Methylisothiazolinone Contact Allergy. JAMA Dermatol. 2016 Jan;152(1):67-72.
47. Zafrir Y, Trattner A, Hodak E, Eldar O, Lapidoth M, Amitai DB. Patch testing in Israeli children with suspect allergic contact dermatitis: A retrospective study and literature review. Pediatr Dermatol. 2018 jan; 35(1):76-86.
48. Zug KA, Pham AK, Belsito DV, DeKoven JG, DeLeo VA, Fowler JF, et al. Patch testing in children from 2005 to 2012: results from the North American contact dermatitis group. Dermatitis. 2014 Nov-Dec;25(6):345-55.

Capítulo 9

Principais Alérgenos

Paulo Eduardo Silva Belluco

As causas de dermatite alérgica de contato (DAC) são inúmeras e predizer os alérgenos envolvidos em determinada lesão é tarefa complexa. Por esse motivo, todos os pacientes com a suspeita clínica devem ser preferencialmente estudados com uma bateria padrão.[1] Uma bateria padrão é uma série de substâncias que são as mais comumente associadas com DAC no ambiente do indivíduo, o que pode diferir em regiões geográficas distintas.[2] No entanto, confiando apenas numa bateria para todos os casos, é possível se conduzir a subdiagnóstico da patologia. Estudos demonstraram que aproximadamente 25% dos alérgenos podem não ser detectados, se baterias suplementares não forem utilizadas. Assim, baterias adicionais estão bem indicadas em casos com forte suspeita clínica, mas com teste padrão negativo. E, também, no caso de exposições específicas da pessoa. Nestes casos, produtos de uso pessoal também devem ser testados.[3]

Historicamente e mesmo nas publicações mais recentes, o níquel permanece o alérgeno de contato mais comum.[4] Mas deve ser mencionado que a ordem de prevalência dos alérgenos comuns é variável de acordo com a área corporal afetada, época, país ou continente estudado e hábitos da população.[5] Na mais atual pesquisa do Grupo Norte-Americano de Dermatite de Contato (NACDG) sobre resultados de testes de contato, o sulfato de níquel continua como o alérgeno mais prevalente (16,2%). No entanto, é seguido de perto pela metilisotiazolinona (MI) (15,3%) e a associação da metilcloroisotiazolinona com a metilisotiazolinona (MCI/MI) (11,0%). Os próximos alérgenos mais frequentes estão relacionados com o grupo das fragrâncias, estando o perfume mix I (9,2%) ligeiramente à frente do hidroperóxido de linalol (8,9%).[6]

É muito importante reforçar que a frequência de positividade para todas as substâncias é muito variável, da mesma forma como o seu posicionamento no ranqueamento dos alérgenos mais prevalentes. Assim, preferimos classificar os alérgenos nos grupos aos quais pertencem. Acreditamos que dessa forma, ocorre uma simplificação para o entendimento das etiologias e facilitação na compreensão das medidas de prevenção. Sob esta ótica, no estudo do NACDG os alérgenos mais frequentemente positivos foram 2 metais (níquel e cobalto), 2 medicamentos (neomicina e bacitracina), 4 fragrâncias (perfume mix I, perfume mix II, bálsamo-do-peru e hidroperóxido de linalol) e 4 conservantes (MI, MCI/MI, benzoisotiazolinona e formaldeído).[6] Já em grande pesquisa utilizando a bateria padrão europeia, a alergia de contato mais frequente diagnosticada foi do grupo dos metais (níquel, cobalto e cromo). Fragrâncias foram o próximo grupo mais comum de substâncias causando alergia de contato (perfume mix I e bálsamo-do-peru). Outro grupo de significativa importância foi dos conservantes (MI, MCI/MI, formaldeído e metildibromo glutaronitrilo).[7]

Conhecer os principais alérgenos e as suas fontes de exposição é de fundamental importância na determinação da relevância dos resultados encontrados no teste de contato. É necessário que a substância positiva esteja relacionada com a topografia das lesões e com a história clínica para que seja estabelecido o nexo causal. O sucesso no tratamento consiste em orientar o paciente sobre o alérgeno, ensinando-o a identificar os locais onde se encontra e proporcionando recursos para evitar o contato.

Nos próximos capítulos, explicaremos detalhadamente os principais grupos de alérgenos de contato com suas principais substâncias.

Referências Bibliográficas

1. Cortés Pinto C, Sanmartín Novell V, Giménez-Arnau AM. Practical Advice to Correctly Perform Patch Test. Curr Treat Options Allergy. 2019;6(1):71-91.
2. Veverka KK, Hall MR, Yiannias JA, Drage LA, El-Azhary RA, Killian JM, et al. Trends in Patch Testing With the Mayo Clinic Standard Series, 2011–2015. Dermatitis [Internet]. 2018 Nov;29(6):310–5.
3. Fonacier L. A Practical Guide to Patch Testing. J Allergy Clin Immunol Pract [Internet]. 2015 Sep;3(5):669-75.
4. Brar KK. A review of contact dermatitis. Ann Allergy, Asthma Immunol [Internet]. 2021;126(1):32–9.
5. Li Y, Li L. Contact Dermatitis: Classifications and Management. Clin Rev Allergy Immunol [Internet]. 2021 Jul 15;(June).
6. DeKoven JG, Silverberg JI, Warshaw EM, Atwater AR, Reeder MJ, Sasseville D, et al. North American Contact Dermatitis Group Patch Test Results: 2017-2018. Dermatitis [Internet]. 2021 Mar;32(2):111-23.
7. Uter W, Bauer A, Belloni Fortina A, Bircher AJ, Brans R, Buhl T, et al. Patch test results with the European baseline series and additions thereof in the ESSCA network, 2015-2018. Contact Dermatitis [Internet]. 2021 Feb 7;84(2):109-20.

9.1 Metais

Eliana Cristina Toledo
Claudia dos Santos Dutra Bernhardt

Os metais constituem o grupo de alérgenos mais prevalente como causa de dermatite de contato alérgica (DCA) na população geral em todo o mundo. Os metais mais frequentemente envolvidos com DCA são o níquel, cobalto e cromo, entretanto, alumínio, cobre, ouro, paládio, platina, ródio e titânio também são descritos como sensibilizantes e causadores de dermatite.

Os metais são ubíquos na natureza em seu estado metálico (metal puro ou ligas) ou mesmo, sob a forma de íons. Entretanto, a principal fonte de exposição aos metais na DCA não advém do ambiente natural, mas sim de produtos de consumo processados industrialmente pelo homem.[1]

Neste capítulo, faremos uma revisão do papel dos principais metais como alérgenos de contato nas DCA.

Níquel

▪ Introdução

O níquel está presente na natureza sob a forma de óxidos, sulfetos e silicatos.[1] Foi isolado no século 18, mas só passou a ser utilizado no início do século seguinte na indústria do aço e hoje é um dos metais mais comercializados em todo o mundo.[2] Propriedades como dureza, maleabilidade, resistência à corrosão e a altas temperaturas, além de baixo custo, fazem do níquel um metal muito útil para composição de ligas (mistura, sem ligação química de dois ou mais metais) e revestimento de diversos itens de consumo.[1] Setenta por cento da utilização mundial do níquel é para a produção da liga metálica mais conhecida, o aço inoxidável; 20% para outras formas de ligas e 10% é usado em sua forma pura, no revestimento de objetos.[2]

▪ Epidemiologia

Desde o primeiro relato de caso em 1888 o níquel é considerado o alérgeno de contato mais comum em todo o mundo.[1] Existe uma ampla variação na prevalência de alergia ao níquel entre diferentes países, gênero, idade e ocupações.[3,4]

A prevalência global de alergia ao níquel é de 11,4%.[3,5,6] Na União Europeia (UE), onde há regulamentação para exposição ao níquel, a prevalência média é de 14,5%[7] e nos EUA, de 20,1%.[8]

A prevalência em mulheres é de 3 a 14 vezes maior que em homens. A principal fonte de exposição no sexo feminino são itens de consumo como bijuterias, botões, xampus, detergentes e pigmentos de cosméticos e no sexo masculino é a exposição ocupacional.[5,7]

▪ Prevenção e Intervenções Regulatórias

Na EU, foram implementadas medidas de restrição à comercialização de produtos que liberam níquel (Diretiva do Níquel – 1994)[14] e, desde então, estudos epidemiológicos demonstram significante redução na prevalência e gravidade dessa alergia nos países participantes. (Thyssen, 2011; Ahlström et al, 2019; Tramontana et al, 2020).[3,13,16]

▪ Fontes de Exposição[1,13,15-17]

- Ocupacional: metalurgia e galvanoplastia.

- Acessórios: bijuterias – especialmente brincos e *piercings*.
- Materiais metálicos com nanopartículas (maior liberação de níquel).
- Itens de vestuário: zíper, botões, fivelas de cintos.
- Utensílios: chaves, moedas, lâminas de barbear de aço inoxidável, ferramentas, aparelhos ortodônticos, instrumentos musicais (**Figura 9.1.1**), brinquedos.
- Corantes: utilizados na fabricação de tecidos e cosméticos.
- Dispositivos tecnológicos: telefones celulares, *tablets*, computadores, videogames.
- Exposição sistêmica: água potável, alimentos, implantes metálicos, odontológicos, ortopédicos, cardíacos (marca-passos), neurológicos (neuro estimuladores) e até mesmo por inalação.

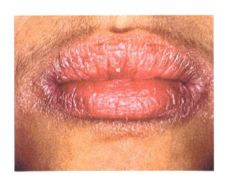

FIGURA 9.1.1. Queilite causada por DAC ao níquel presente em instrumento musical de sopro.

▪ Quantificação da Exposição

A exposição ao níquel pode ser aferida pela quantidade do metal presente na pele e objetos ou ainda pela liberação de níquel no objeto a ser estudado.[13,16] O teste de dimetilglioxima (DMG) é um teste colorimétrico, semiquantitativo, simples, rápido, de baixo custo e comercialmente disponível para detectar a liberação de íons de níquel em um determinado material. O teste que quantifica a liberação de níquel imergindo o material em suor artificial para aumentar a corrosão é o método empregado pela Diretiva do Níquel da UE, para aferir conformidade com a regulamentação.[12]

▪ Deposição, Penetração e Permeação dos Metais na Pele

A quantidade de níquel depositada na pele ($\mu g/cm^2$) é determinante para a penetração resultante e, consequentemente, para a sensibilização e desencadeamento de crise de DCA.[17]

A disfunção de barreira que ocorre na dermatite atópica (DA) e o estrato córneo danificado secundário às dermatites de contato irritativas podem aumentar de 100 a 1.000 vezes a penetração dos metais na pele.[22]

▪ Fatores de Risco

Devido à sua onipresença em objetos de uso diário e exposição prolongada, o risco de desenvolver hipersensibilidade ao níquel é bastante alto. Por outro lado, a oxidação do metal que ocorre após contato com fluidos da pele ou de membranas mucosas favorece esse risco.[13,16]

A quantidade de níquel por unidade de área de pele ($\mu g/cm^2$) é o principal fator que determina o risco de sensibilização.[26] O tipo de exposição (cutânea, perfurante ou sistêmica), a barreira cutânea, o suor, a exposição combinada com irritantes, a oclusão, a biodisponibilidade, a duração da exposição e, DCA anterior, também são determinantes para o desenvolvimento de alergia ao níquel.[13,16]

A exposição por perfuração da pele com o níquel (por exemplo com brincos e piercings) é de maior risco para sensibilização e elicitação de DCA. Da mesma forma, o risco de sensibilização ao níquel é maior, quanto maior o número de piercings no corpo e quanto mais precoce é a perfuração das orelhas em crianças.[27]

▪ Quadro Clínico

O padrão clínico clássico da DCA ao níquel é caracterizado por dermatite eczematosa envolvendo os locais de contato direto com o metal.[13,16] Os sítios mais frequentemente envolvidos são os lóbulos das orelhas (brincos), região periumbilical (botões de jeans), pulso (pulseira ou caixa de relógios), pescoço (colares), pálpebras (sombra com pigmentos de níquel) e região auricular e pré-auricular (telefones celulares.[13,16]

Embora a DCA a níquel corresponda ao sítio anatômico de exposição (erupção primária), quando a exposição ao níquel é muito alta, o metal pode ser absorvido pela pele e espalhado para locais a distância do contato (**Figura 9.1.2**). São as erupções secundárias, geralmente simétricas em flexuras, pálpebras, nas mãos em forma de eczema vesicular, ou até mesmo generalizada.[13,16]

Outro fenótipo clínico da alergia ao níquel é a dermatite de contato sistêmica (DCS) desencadeada pela exposição sistêmica ao metal.[29] A DCS manifesta-se clinicamente com grande variabilidade de lesões cutâneas, sendo que as mais comuns são recorrência de DCA prévia e/ou reagudização de lesões no local de teste de contato anterior.[30] São também descritas erupções generalizadas com diferentes características clínicas como o eczema flexural simétrico e intertriginoso, também conhecido como síndrome do babuíno; a dermatite vesicular recorrente de mãos em palmas, lateral dos dedos e/ou plantas dos pés; o exantema maculopapular; a erupção urticariforme; o eritema multiforme; lesões semelhantes ao vitiligo; a dermatite de contato linfomatoide (semelhante a linfoma cutâneo); o líquen na pele e na mucosa oral; a disidrose; a foliculite de barba e as vasculites.[29,30]

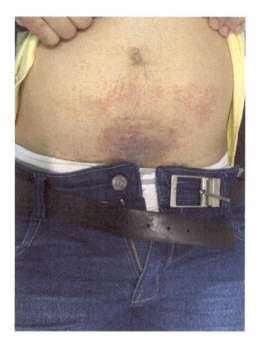

FIGURA 9.1.2. DCA ao níquel no local e à distância da exposição à fivela de cinto.

Em alguns pacientes com DCS, as lesões cutâneas são acompanhadas de sintomas sistêmicos, como febre, mal-estar geral, cefaleia, artralgia, náuseas, vômitos, diarreia, dor abdominal, distensão abdominal, refluxo gastroesofágico, rinite e asma que aparecem após a ingestão de alimentos ricos em níquel, configurando a síndrome de alergia sistêmica ao níquel (SASN).[31,32] Esses pacientes reagem com doses mínimas de níquel no teste de provocação oral duplo-cego controlado por placebo, enquanto os controles saudáveis toleram doses máximas de níquel oral.[31]

Reações cutâneas a implantes metálicos manifestam-se de forma muito variável como DCA ou granuloma na pele subjacente à prótese; DCS e até mesmo extrusão do dispositivo,[33] além de dor, inflamação e disfunção.[33-35] Tais dispositivos em contato com fluidos corporais peri-implantares, podem sofrer corrosão, liberando íons de níquel que constituem haptenos potencialmente alergênicos.[33,34] A maioria das manifestações clínicas relatadas ocorre tipicamente em semanas a meses após a instalação do implante metálico e raramente, vários anos após a implantação.[33-35] A DCA ao níquel de implantes metálicos é rara, controversa e outros diagnósticos devem ser considerados antes de indicar a remoção ou substituição desses materiais.[35]

▪ Diagnóstico

A alergia ao níquel é diagnosticada pelo teste de contato (TC), considerado padrão ouro e indicado conforme suspeita clínica de DCA.[36]

O TC é realizado com sulfato de níquel diluído em vaselina na concentração de 5%, no Brasil e Europa (o que corresponde a uma dose de exposição na pele de 2,0 mg/cm^2), enquanto na América do Norte, é de 2,5% (1,0 mg/cm^2).[36-38] O níquel é considerado um irritante primário, particularmente em crianças podendo levar a resultados falso-positivos.[39]

Em relação ao diagnóstico da DCS e da SASN, o teste de provocação oral duplo-cego controlado por placebo é considerado padrão ouro.[32]

Em relação aos implantes metálicos, a avaliação pré-operatória de rotina em indivíduos sem história de alergia de contato ao níquel não é necessária, entretanto, pacientes com história pregressa autorrelatada de DCA a níquel e reações adversas prévias relacionadas a próteses metálicas devem ser avaliados antes do implante do dispositivo para documentar a sensibilização e selecionar metais alternativos após outras causas mais comuns de falha de implante serem descartadas.[33,34,41]

▪ Tratamento

Os objetivos gerais do tratamento da alergia de contato ao níquel são a identificação e prevenção da exposição ao níquel, além do tratamento da inflamação e a restauração da barreira cutânea.[13,16]

É imprescindível a educação do paciente sobre as possíveis fontes de exposição e substituição do níquel por materiais alternativos.[13,16] O uso de luvas de PVC pode ser eficaz no ambiente ocupacional já que aquelas de borracha podem permitir a passagem de níquel. A eficácia dos cremes de barreira em pacientes com DCA ao níquel é limitada e controversa.[13,16]

Em pacientes com DCS e SASN, é recomendada dieta com baixo teor de níquel por pelo menos um mês, e os pacientes que responderem devem ser submetidos a um teste de provocação oral. Alimentos ricos em níquel incluem amendoim, feijão, tomate, cenoura, brócolis, espinafre, ervilha, soja, lentilha, aveia, chocolate, nozes, pera, cogumelos, frutos do mar, grãos, e alimentos enlatados.[42] Entretanto devido ao fato de o níquel ser um nutriente essencial presente em muitos alimentos e à dificuldade de adesão, a restrição dietética de níquel deve ser conduzida com controle e cautela, pois o risco de desnutrição é considerável.[29]

Finalmente, na SNAS a dessensibilização ao níquel com base na ingestão de doses repetidas e crescentes de níquel mostrou resultados promissores, com o desenvolvimento de tolerância parcial, entretanto, ainda é um tratamento incipiente, necessitando de mais estudos controlados.[32]

Cromo

▪ Introdução

Da mesma forma que o níquel, o cromo se encontra no meio ambiente sob a forma de sais, óxidos, sulfetos e silicatos formando os cromatos e não em seu estado sólido. Por essa razão, o termo correto para alergia ao cromo é alergia aos cromatos.[1]

O cromo é o metal que confere à liga do aço inox, a propriedade inoxidável, ou seja, resistência à corrosão[1,44] e começou a ser utilizado em grande escala na produção de armamentos durante a primeira e segunda guerras mundiais.[1] Atualmente, 90% do cromo produzido é empregado em ligas metálicas, apesar disso, as alergias aos cromatos mais prevalentes ocorrem pela exposição ao cimento e ao couro.[1]

▪ Epidemiologia

Entre os metais causadores de alergia de contato, o cromo é o terceiro mais comum, sendo precedido pelo níquel e cobalto.[72]

Na década de 1990, seguindo o exemplo do níquel, medidas regulatórias para diminuir a exposição ao cromo no cimento foram implantadas na UE. Tais medidas não só diminuíram a prevalência de alergia a esse metal entre os países europeus, mas também mudaram o perfil epidemiológico, deixando de ser um problema ocupacional entre homens trabalhadores da construção civil, causado principalmente pela exposição ao cimento, para ser uma alergia a itens de consumo em mulheres jovens, associada à exposição a artigos de couro.[46,72] Um estudo brasileiro que avaliou o teor de cromo no cimento nacional demonstrou que a maioria das amostras testadas estava acima das normas europeias.[50]

■ Fontes de Exposição ao Cromo[44,45]

- Cimento úmido (cromo hexavalente). A alta alcalinidade do cimento (pH 12) também pode causar reações irritativas graves.
- Couro: principal causa atual de exposição ao cromo. Presente em sapatos, roupas, cintos, volantes de automóveis, móveis, luvas e pulseiras de relógios.
- Ligas metálicas: compostas de cobalto, cromo, vitalio ou aço inox.
- Telefones celulares.
- Bijuterias: a liberação de cromo ocorre em apenas 0,1% das peças, não sendo tão comum a sensibilização.
- Ocupacional: metalurgia, processamento industrial de ligas de metal, galvanização, chapeamento e cromação.
- Corantes de maquiagem como sombra, lápis para olhos, rímel, base, corretivo, esmalte de unhas, henna, xampu tonalizante, produtos de higiene facial e corporal.
- Pigmentos de tatuagens contêm sais de cromo principalmente nas cores verdes, amarelas e azuis.

- Corantes de tecidos são utilizados em lã, *nylon*, couro nos tons de verde, violeta e azul turquesa e marinho. Exemplos: uniformes militares e feltro das mesas de jogos de cartas (*blackjack disease*).
- Fios de sutura do tipo categute. Pode ocorrer reação granulomatosa no local da sutura.
- Cordas de instrumentos musicais.
- Adesivo epóxi dos pisos pode conter cimento na composição e desencadear reações ocupacionais em trabalhadores da construção.
- Detergentes e alvejantes.

▪ Quantificação da Exposição

A liberação de cromo hexavalente (Cr VI) pode ser estimada pelo teste do suor artificial;[45] pelo teste com difenilcarbazida (colorímetro);[53] por amostragem de limpeza com lenço umedecido; fluorescência por Rx; entre outros.[53]

▪ Penetração e Permeação do Cromo na Pele

Apesar do das diferentes formas de oxidação do cromo, somente a trivalente (Cr III) e hexavalente (Cr VI), são potencialmente alergênicas.

Embora o Cr VI penetre na pele mais facilmente do que o Cr III, necessita ser reduzido a trivalente para se ligar a uma proteína para formar o hapteno, o que explica por que o Cr III é considerado o verdadeiro alérgeno.[44]

▪ Diagnóstico de Alergia aos Cromatos

O TC é considerado o padrão ouro para diagnóstico de alergia aos cromatos.[44,45] É realizado com bicromato de potássio (Cr VI) diluído em vaselina na concentração de 0,5%, no Brasil e Europa e 0,25% na América do Norte.[44,45] Concentrações maiores como a de 0,5% são mais irritantes, podendo levar a resultados falso-positivos, particularmente em condições de baixa temperatura e umidade.[58] Para crianças é recomendada a mesma concentração que para adultos.[44,45]

A reação ao bicromato de potássio pode ser mais tardia que outros alérgenos de contato, aparecendo após a leitura de 48 horas de modo que as leituras mais confiáveis são a 96 e 168 horas.[61]

▪ Quadro Clínico

A principal manifestação clínica da alergia aos cromatos é a DCA, frequentemente localizada em mãos e pés, com característica persistente e prognóstico ruim, no entanto, o afastamento do alérgeno melhora 72% dos casos da doença.[62]

Assim como com o níquel, a alergia aos cromatos pode causar DCS e eczema vesicular crônico de mãos por exposição sistêmica a dieta rica em cromo ou mesmo de comprimidos de suplementação vitamínica contendo picolinato de cromo (Cr III).[63] A dieta com baixa concentração desse metal pode melhorar o curso da DCS e do eczema vesicular crônico de mãos.[64]

Em relação à hipersensibilidade aos implantes metálicos, o cromo é um elemento muito frequente nas ligas metálicas biológicas podendo liberar Cr III e causar DCS, inflamação peri-implantar, disfunção do implante e outras condições associadas com a alergia a implantes metálicos.[44]

Cobalto

▪ Introdução

O cobalto é o segundo metal mais prevalente após o níquel. É amplamente utilizado devido às suas propriedades especiais, como ferrimagnetismo, alta resistência ao calor e ao desgaste. É importante componente de ligas de aço que necessitam força e resistência elevadas. Também é encontrado em cerâmica, cimento e outros materiais de construção; em alguns plásticos; no curtimento de couro; e em um uma variedade de outros itens.[66]

▪ Epidemiologia

A prevalência de alergia ao cobalto na população geral varia de 0,2% a 1,2%. As mulheres geralmente têm prevalência maior do que os homens, mas a diferença de gênero não é da mesma magnitude que para a alergia ao níquel. A prevalência de alergia ao cobalto é 20% maior entre os atópicos.[68] No Brasil, um estudo populacional encontrou uma taxa de sensibilização ao cobalto em torno de 10%.[69]

▪ Fontes de Exposição[45,66,73,75,77]

- Couro (menos frequente que o cromo).
- Bijuterias e acessórios de metal (aparência prateada escura).
- Vitamina B12 (cianocobalamina) – reações no local da injeção. Podem ocorrer reações sistêmicas por ingestão – mas deve ser estabelecido correlação clínica antes de excluir.
- Implantes ortopédicos (próteses de quadril e joelho) e outros como *stents* vasculares, marca-passos e bombas de medicação.

- Fábricas de ligas metálicas – atmosfera contendo partículas de cobalto podem causar DAC, asma, dermatite irritativa associada a foliculite ou eczema crônico liquenificado.
- *Cobalt Siccativos* ou secadores (isto é, naftenato de cobalto orgânico ou cobalto resinado baseado no óleo de linhaça) estão presentes em algumas tintas.
- Fabricação de plásticos (catalisadores).
- Manufatura de resina poliéster.
- Cimento – coexistindo com sensibilização ao cromato.
- Trabalhadores na indústria de cerâmica (exposição a argila molhada.
- Pigmentos usados para pintar desenhos, louças chinesas e esmaltadas.
- Pigmento de tatuagem azul claro pode provocar reação alérgica sarcoide localizada.

▪ Quadro Clínico

A alergia ao cobalto apresenta-se classicamente como uma DAC mais frequente em mãos, face e membros superiores.[46]

Da mesma forma que com outros metais, a alergia ao cobalto também está associada ao eczema vesicular crônico das mãos.[78]

A asma ocupacional pelo cobalto pode ser causada por aerodispersão em trabalhadores que utilizam soldas ou esmerilhadeiras de metal. Os pacientes atópicos são mais propensos a esta apresentação clínica.[80]

Lesões purpúricas ou granulomatosas do tipo sarcoide forma descritas, associadas ao corante azul de cobalto de tatuagens.[81]

▪ Diagnóstico

A diagnóstico de DCA ao cobalto é feito pelo TC, com cloreto de cobalto, nas concentrações de 0,5% a 1% diluído em petrolato ou, mais raramente, em soluções aquosas. No Brasil, é utilizada a concentração de 1% em petrolato.

Uma reação peculiar aos testes de contato de cobalto consiste em uma lesão com aparência de pimenta salpicada no local do teste de contato, sem edema ou eritema uniforme, aparentemente devido a uma reação poral.[82] Esta reação não representa alergia, mas sim uma reação irritativa específica ao cobalto. Apesar disso a realização do teste de contato com concentração menor de cobalto não é recomendada O sulfato de cobalto 2,5% também está disponível comercialmente para teste em outros países.[82] Também está descrita a dermatite de contato fotoalérgica e o fototeste deve ser realizado quando houver suspeita clínica.[83]

O teste para detectar a presença de cobalto em metais consiste na aplicação de uma solução aquosa a 1% de ácido 2-nitroso-1-naftol-4-sulfônico em pH 7 a 8 sobre o produto a ser testado. A cor amarelo-laranja revela a presença de cobalto.[84]

Ouro

Há algumas décadas o ouro era considerado inerte do ponto de vista imunológico e quando era testado, o teste de contato positivo não apresentava relevância clínica comprovada. Os estudos atuais têm demonstrado elevada frequência de testes positivos em torno de 9,5%, com importante correlação clínica. O ouro foi eleito o alérgeno do ano em 2000. A DAC ao ouro comumente envolve dermatite de contato por joias ou outros artefatos, mas também foram relatados outros padrões de reações, como lesões na área das pálpebras (fios de ouro), lesões granulomatosas, lesões liquenoides na mucosa oral, eczema ocupacional por aerodispersão, e dermatite de contato sistêmica (ingestão ou uso parenteral de sais de ouro). Está descrito uma expressiva predominância no sexo feminino (90%) e é rara em crianças.[85]

O tiossulfato de sódio de ouro é a apresentação utilizada para o TC, pois é menos irritativo quando comparado aos outros sais de ouro. Reações tardias no TC ao ouro foram observadas em leituras após 10 e 21 dias.[86] O tiossulfato de sódio de ouro está incluído nas séries dentais em alguns países, mas como o teste de contato para sais de ouro pode às vezes mostrar reações fortes e persistentes com baixa relevância clínica, o ouro geralmente não está incluído nas séries convencionais.[87] Na série dental disponível no Brasil ele não está incluído.

Paládio

O paládio é um metal precioso que pode ser usado como substituto da platina. Pode ser um componente do ouro branco e de outras ligas de joalheria e de odontologia. A prevalência de teste de contato positivo para o paládio está em torno de 7 a 8%. Há uma forte associação com alergia ao níquel, e, em menor proporção ao cobalto. Como o paládio e o níquel estão no mesmo grupo de metais (grupo VIII da tabela periódica), a reatividade cruzada parece provável. A sensibilização ao paládio é mais frequente em mulheres.[88]

Alguns sais de paládio são fortes irritantes de contato, enquanto outros, como o cloreto de paládio, mostram irritação mínima. Demonstrou-se maior positividade ao tetracloropaladato de sódio (3% em petrolato) do que ao cloreto de paládio padrão (2% em petrolato) no teste de contato.[89] No Brasil as duas substâncias estão disponíveis na série dental, o tetracloropaladato de sódio também está na bateria latinoamericana e o cloreto de paládio na bateria regional de contato.

A alergia ao paládio pode explicar por que pacientes sensíveis ao níquel reagem às bijuterias sem níquel. Também é importante investigar a sensibilização ao paládio em pacientes que apresentam lesões recorrentes da mucosa oral por exposição a ligas metálicas de materiais odontológicos. Foi descrita também, a exposição ocupacional ao paládio na indústria de eletrônicos e na indústria química.[90]

Alumínio

O alumínio é o terceiro elemento mais abundante na crosta terrestre e é produzido a partir de minério de bauxita. Por ser considerado um metal leve, resistente, relativamente inerte e reciclável, é o segundo metal com maior utilidade na economia mundial. A prevalência de DCA ao alumínio vem aumentando nos últimos anos e o metal foi eleito o alérgeno do ano em 2022.[91]

Por ser amplamente utilizado, o contato com o alumínio em sua forma elementar ou com seus sais é inevitável. Apresenta inúmeras aplicações, como no transporte, embalagens, construção civil, equipamentos eletrônicos, utensílios domésticos e em ligas metálicas na medicina e odontologia. Também é utilizado em cosméticos, protetores solares, alimentos e medicamentos. O sulfato de alumínio é usado na purificação da água e produção de papel. O acetato de alumínio e aceto-tartarato de alumínio são utilizados como adstringentes em soluções. Cloreto de alumínio hexahidratado (ACH) e cloridrato de alumínio são usados em antitranspirantes. O hidróxido de alumínio pode estar presente em antiácidos e juntamente com o fosfato de alumínio são adicionados a muitas vacinas. O alumínio também pode ser encontrado em pigmentos de tatuagem. Há relatos da presença de alumínio em gotas auriculares e em alguns cremes dentais.[92,93]

A DCA ao alumínio se apresenta clinicamente de diferentes maneiras. Foliculites e dermatites irritativas causadas por sais de alumínio presentes em antitranspirantes são relativamente comuns. Nódulos pruriginosos foram observados após injeções subcutâneas e intramusculares que contém alumínio. Há relatos com injeções de imunoterapia alérgeno-específica e com vacinas, por exemplo, contra hepatite B.[94,95] Os pacientes podem apresentar uma dermatite de contato localizada e, eventualmente, DCS. Abscessos estéreis também foram relatados.[96]

O diagnóstico é feito com o TC utilizando-se a câmara de teste de alumínio vazia (Finn Chambers®), folha de alumínio ou partículas de alumínio. Muitos sais de alumínio têm sido usados para TC, entretanto, o ACH a 10% em petrolato é a preparação com melhores resultados.[97] O ACH a 2% é recomendado em pacientes com história clínica de reações graves, principalmente na infância, pois concentrações mais elevadas podem provocar forte reação local.[95,98] Independentemente do sal, 18,2% da sensibilização ao alumínio só foi detectada na leitura após 168 horas.[97] No Brasil, está disponível comercialmente o cloreto de alumínio 2% em petrolato.

Titânio

O titânio é um metal relativamente inerte usado em implantes médicos, na indústria militar e aeroespacial, equipamentos esportivos, tintas, cosméticos e protetores solares. Em comparação aos outros metais, a alergia ao titânio é rara.[101] É o metal alternativo para ser utilizado em implantes metálicos naqueles pacientes com DCS a metais que necessitem desses dispositivos. No entanto, foi descrita a alergia ao titânio relacionada a implantes metálicos cardíacos, como marca-passos, ortopédicos e odontológicos.[102] DCA no local subjacente ao implante, disfunção do mesmo e dermatites granulomatosas são manifestações clinicas da alergia ao titânio.[103] O dióxido de titânio tem baixa penetração na epiderme intacta, razão para sua utilização em cosméticos.

A formulação de titânio mais apropriada para o TC ainda não está padronizada; entretanto, o oxalato de titânio em petrolato parece ser a melhor formulação disponível atualmente.[104]

Cobre

O cobre, um componente comum de ligas e de revestimentos, pode ser o agente causal em pacientes com DCA por metais, particularmente quando o teste de contato exclui os metais mais comumente envolvidos, como níquel, cromo, mercúrio, cobalto e ouro. Fontes potenciais de exposição a sais de cobre incluem inseticidas, fungicidas, indústria de processamento de alimentos, fertilizantes e mordentes usados no tingimento de peles. No entanto, o TC com sais de cobre não é realizado rotineiramente. Portanto, a verdadeira prevalência de alergia não é conhecida. Os sais de cobre podem causar lesões cutâneas por irritação.[105]

Aço

O aço inoxidável é uma liga metálica constituída de ferro, 12% a 27% de cromo, e até 37% de níquel. Outros metais, como molibdênio, magnésio, silício, carbono, fósforo, cobalto e enxofre, também podem ser adicionados. O termo aço cirúrgico geralmente se refere à liga 316L, que tem excelente resistência à corrosão e, assim, minimiza o risco de DCA. No entanto, o aço inoxidável pode sofrer corrosão se exposto ao suor e a outros fluidos corporais, liberando íons metálicos potencialmente alergênicos.[90]

Referências Bibliográficas

1. Cutler PC. Use of metals in our society. In: Chen JK & Thyssen JP. Metal Allergy: From Dermatitis to Implant and Device Failure. Switzerland: Springer, 2018:3-16.
2. Lidén C. Metal Allergy: Nickel. In: Chen JK & Thyssen JP. Metal Allergy: From Dermatitis to Implant and Device Failure. Switzerland: Springer, 2018:423-34.
3. Thyssen JP, Uter W, McFadden J, Menné T, Spiewak R, Vigan M, et al. The EU Nickel Directive revisited--future steps towards better protection against nickel allergy. Contact Dermatitis. 2011; 64:121-5.
4. Ahlström MG, Thyssen JP, Menné T, Johansen JD. Prevalence of nickel allergy in Europe following the EU Nickel Directive - a review. Contact Dermatitis. 2017; 77:193-200.
5. Alinaghi F, Bennike NH, Egeberg A, Thyssen JP, Johansen JD. Prevalence of contact allergy in the general population: A systematic review and meta-analysis. Contact Dermatitis. 2019; 80:77-85.
6. DeKoven JG, Silverberg JI, Warshaw EM, Atwater AR, Reeder MJ, Sasseville D, et al. North American Contact Dermatitis Group Patch Test Results: 2017-2018. Dermatitis. 2021; 32:111-23.
7. Diepgen TL, Ofenloch RF, Bruze M, Bertuccio P, Cazzaniga S, Coenraads PJet al. Prevalence of contact allergy in the general population in different European regions. Br J Dermatol. 2016; 174:319-29.
8. Warshaw EM, Zhang AJ, DeKoven JG, Maibach HI, Belsito DV, Sasseville D, et al. Epidemiology of nickel sensitivity: Retrospective cross-sectional analysis of North American Contact Dermatitis Group data 1994-2014. J Am Acad Dermatol. 2019; 80:701-13.
9. Hamann CR, Hamann D, Egeberg A, Johansen JD, Silverberg J, Thyssen JP. Association between atopic dermatitis and contact sensitization: A systematic review and meta-analysis. J Am Acad Dermatol. 2017; 77:70-8.
10. Thyssen JP, Linneberg A, Engkilde K, Menne T, Johansen JD. Contact sensitization to common haptens is associated with atopic dermatitis: new insight. Br J Dermatol. 2012; 166: 1255-61.

11. Ruff CA, Belsito DV. The impact of various patient factors on contact allergy to nickel, cobalt, and chromate. J Am Acad Dermatol. 2006; 55:32-39.
12. Thyssen JP, Johansen JD, Linneberg A, Menné T, Nielsen NH, Meldgaard M, et al. The association between null mutations in the filaggrin gene and contact sensitization to nickel and other chemicals in the general population. Br J Dermatol. 2010; 162:1278-85.
13. Ahlström MG, Thyssen JP, Wennervaldt M, Menné T, Johansen JD. Nickel allergy and allergic contact dermatitis: A clinical review of immunology, epidemiology, exposure, and treatment. Contact Dermatitis. 2019; 81:227-41.
14. Baker M. European Standards Developed in Support of the European Union Nickel Directive. In: Chen JK & Thyssen JP. Metal Allergy: From Dermatitis to Implant and Device Failure. Switzerland: Springer, 2018:23-30.
15. Thyssen JP. Nickel and cobalt allergy before and after nickel regulation – evaluation of a public health intervention. Contact Dermatitis. 2011: 65:1-68.
16. Tramontana M, Bianchi L, Hansel K, Agostinelli D, Stingeni L. Nickel Allergy: Epidemiology, Pathomechanism, Clinical Patterns, Treatment and Prevention Programs. Endocr Metab Immune Disord Drug Targets. 2020; 20:992-1002.
17. Midander K. Deposition of Metals on the Skin and Quantification of Skin Exposure. In: Chen JK & Thyssen JP. Metal Allergy: From Dermatitis to Implant and Device Failure. Switzerland: Springer, 2018:57-66.
18. Menné T, Borgan O, Green A. Nickel allergy and hand dermatitis in a stratified sample of the Danish female population: an epidemiological study including a statistic appendix. Acta Derm Venereol. 1982; 62:35-41.
19. Zirwas MJ. Metals in the Diet. In: Chen JK & Thyssen JP. Metal Allergy: From Dermatitis to Implant and Device Failure. Switzerland: Springer, 2018:211-25.
20. Thyssen JP, Skare L, Lundgren L, Menné T, Johansen JD, Maibach HI, Lidén C. Sensitivity and specificity of the nickel spot (dimethylglyoxime) test. Contact Dermatitis. 2010; 62:279-88.
21. CEN. Reference test method for release of nickel from all post assemblies which are inserted into pierced parts of the human body and articles intended to come into direct and prolonged contact with the skin. EN 1811:2011+A1:2015. European Committee for Standardisation; 2015.
22. Halling-Overgaard AS, Kezic S, Jakasa I, Engebretsen KA, Maibach H, Thyssen JP. Skin absorption through atopic dermatitis skin: a systematic review. Br J Dermatol. 2017; 177:84-106.
23. European Chemicals Agency (ECHA). Prolonged Contact with the Skin - Definition Building for Nickel. https://echa.europa.eu/documents/10162/13641/nickel_restriction_prolonged_contact_skin_en.pdf. Acesso em 15 de junho de 2021.

24. Büdinger L, Hertl M. Immunologic mechanisms in hypersensitivity reactions to metal ions: an overview. Allergy. 2000; 55:108-15.
25. Cavani A, Nasorri F, Prezzi C, Sebastiani S, Albanesi C, Girolomoni G. Human CD4+ T lymphocytes with remarkable regulatory functions on dendritic cells and nickel specific Th1 immune responses. J Invest Dermatol. 2000; 114:295-302.
26. Fischer LA, Menné T, Johansen JD. Dose per unit area - a study of elicitation of nickel allergy. Contact Dermatitis. 2007; 56:255-61.
27. Warshaw EM, Kingsley-Loso JL, DeKoven JG, Belsito DV, Zug KA, Zirwas MJ, et al. Body piercing and metal allergic contact sensitivity: north American contact dermatitis group data from 2007 to 2010. Dermatitis. 2014; 25:255-64.
28. Spiewak R. Assessment for Metal Allergy: Patch Testing. In: Chen JK & Thyssen JP. Metal Allergy: From Dermatitis to Implant and Device Failure. Switzerland: Springer, 2018:106-24.
29. Goldenberg A, Jacob SE. Update on systemic nickel allergy syndrome and diet. Eur Ann Allergy Clin Immunol, 2015, 47;25-6.
30. Hindsén M, Bruze M, Christensen OB. Flare-up reactions after oral challenge with nickel in relation to challenge dose and intensity and time of previous patch test reactions. J Am Acad Dermatol. 2001; 44:616-23.
31. Braga M, Quecchia C, Perotta C, Timpini A, et al. Systemic nickel allergy syndrome: nosologic framework and diet regimen. Int J Immunopthol Pharmacol. 2013; 26:707-16.
32. Di Gioacchino M, Gatta A, Della Valle L, Farinelli A, Caruso R, Pini C, et al. Systemic Nickel Allergy Syndrome. In: Chen JK, Thyssen JP. Metal Allergy: From Dermatitis to Implant and Device Failure. Switzerland: Springer, 2018: 550-61.
33. Pacheco KA. Allergy to Surgical Implants. Clin Rev Allergy Immunol. 2019; 56:72-85.
34. Innes MB, Atwater AR. Orthopedic Implant Hypersensitivity Reactions: Concepts and Controversies. Dermatol Clin. 2020; 38:361-9.
35. Baumann CA, Crist BD. Nickel allergy to orthopedic implants: A review and case series. J Clin Orthop Trauma. 2020;11: S596-S603.
36. Johansen JD, Aalto-Korte K, Agner T, Andersen KE, Bircher A, Bruze M, et al. European Society of Contact Dermatitis guideline for diagnostic patch testing - recommendations on best practice. Contact Dermatitis. 2015; 73:195-221.
37. Contact Dermatitis Brazilian Studying Group. Estudo multicêntrico para o desenvolvimento de uma série de testes de contato padrão brasileiro. An Bras Dermatol. 2002; 75: 147-56.
38. Warshaw EM, Aschenbeck KA, DeKoven JG, Maibach HI, Taylor JS, Sasseville D, et al. Epidemiology of pediatric nickel sensitivity: Retrospective review of

North American Contact Dermatitis Group (NACDG) data 1994-2014. J Am Acad Dermatol. 2018; 79:664-71.

39. Rustemeyer T. Assessment for Metal Allergy: In Vitro Assays. In: Chen JK & Thyssen JP. Metal Allergy: From Dermatitis to Implant and Device Failure. Switzerland: Springer, 2018:125-33.

40. Valentine-Thon E, Schiwara HW. Validity of MELISA® for metal sensitivity testing. Neuroendocrinol Lett. 2003; 24:57-64.

41. Schalock PC, Crawford G, Nedorost S, Scheinman PL, Atwater AR, Mowad C, et al. Patch Testing for Evaluation of Hypersensitivity to Implanted Metal Devices: A perspective from American Contact Dermatitis Society. Dermatitis. 2016; 27:241-47.

42. Mislankar M, Zirwas MJ. Low-nickel diet scoring system for systemic nickel allergy. Dermatitis. 2013; 24:190-5.

43. Jensen CS, Menné T, Johansen JD. Systemic contact dermatitis after oral exposure to nickel: a review with a modified meta-analysis. Contact Dermatitis. 2006; 54:79-86.

44. Hedberg YS. Metal Allergy: Chromium. In: Chen JK & Thyssen JP. Metal Allergy: From Dermatitis to Implant and Device Failure. Switzerland: Springer, 2018:348-64.

45. Bregnbak D, Johansen JD, Jellesen MS, Zachariae C, Menné T, Thyssen JP. Chromium allergy and dermatitis: prevalence and main findings. Contact Dermatitis. 2015; 73:261-80.

46. Thyssen JP, Jensen P, Carlsen BC, Engkilde K, Menné T, Johansen JD. The prevalence of chromium allergy in Denmark is currently increasing as a result of leather exposure. Br J Dermatol. 2009; 161:1288-93.

47. (Directive 2003/53/EC of the European Parliament and of the Council of 18 June 2003. Disponível em: https://eur-lex.europa.eu/LexUriServ/LexUriServ.do?uri=OJ:L:2003:178:0024:0027:en:PDF. Acessado em 06/06/2021.

48. Zachariae C O, Agner T, Menne T. Chromium allergy in consecutive patients in a country where ferrous sulfate has been added to cement since 1981. Contact Dermatitis 1996: 35:83-85.

49. Commission Regulation (EU) No 301/2014 of 25 March 2014 amending Annex XVII to Regulation (EC) No 1907/2006 of the European Parliament and of the Council on the Registration, Evaluation, Authorisation and Restriction of Chemicals (REACH) as regards chromium VI compounds. Disponível em: https://eur-lex.europa.eu/legal-content/EN/TXT/PDF/?uri=CELEX:32014R0301&from=de. Acessado em 06/jul/2021.

50. Matos, WON, Araujo J. Especiação de cromo em cimentos e derivados de cimento brasileiros. Quím. Nova. 2009; 32:2094-7.

51. EN 1811: 2011. Disponível em: https://standards.iteh.ai/catalog/standards/cen/41a5da69-b1e3-43b5-ae8d-89b8f0688f1a/en-1811-2011a1-2015. Acessado em 25/jun/2021.
52. ISO 1775: 2007. Leather – Chemical test – Determination of chromium (VI) content. Disponível em: https://www.sis.se/api/document/preview/909282/. Acessado em 06/jul/2021.
53. Lidén C, Skare L, Lind B, Nise G, Vahter M. Assessment of skin exposure to nickel, chromium and cobalt by acid wipe sampling and ICP-MS. Contact Dermatitis. 2006; 54:233-8.
54. EN 196-10:2006. Methods of testing cement – Part 10: Determination of the water-soluble chromium (VI) content of cement. CEN. 2006.
55. ISO. ISO 17075, Leather - Chemical tests - Determination of chromium (VI) content. 2007.
56. Gammelgaard B, Fullerton A, Avnstorp C, Menné T. Permeation of chromium salts through human skin in vitro. Contact Dermatitis. 1992; 27:302-10.
57. Basketter D, Horev L, Slodovnik D, Merimes S, Trattner A, Ingber A. Investigation of the threshold for allergic reactivity to chromium. Contact Dermatitis. 2001; 44:70-4.
58. Burrows D, Andersen KE, Camarasa JG, Dooms-Goossens A, Ducombs G, Lachapelle JM et al. Trial of 0.5% versus 0.375% potassium dichromate. European Environmental and Contact Dermatitis Research Group (EECDRG). Contact Dermatitis. 1989; 21:351.
59. Hansen MB, Rydin S, Menné T, Duus Johansen J. Quantitative aspects of contact allergy to chromium and exposure to chrome-tanned leather. Contact Dermatitis. 2002; 47:127-34.
60. Nielsen NH, Kristiansen J, Borg L, Christensen JM, Poulsen LK, Menné T. Repeated exposures to cobalt or chromate on the hands of patients with hand eczema and contact allergy to that metal. Contact Dermatitis. 2000; 43:212-5.
61. Kosann MK, Brancaccio RR, Shupack JL, Franks AG Jr, Cohen DE. Six-hour versus 48-hour patch testing with varying concentrations of potassium dichromate. Dermatitis. 1998;9(2):92-5.
62. Lips R, Rast H, Elsner P. Outcome of job change in patients with occupational chromate dermatitis. Contact Dermatitis. 1996; 34:268-71.
63. Fowler J F Jr. Systemic contact dermatitis caused by oral chromium picolinate. Cutis 2000: 65: 116.
64. Ozkaya E, Topkarci Z, Ozarmagan G. Systemic allergic dermatitis from chromium in a multivitamin/multimineral tablet. Contact Dermatitis. 2010; 62:184.
65. Hannu T, Piipari R, Tuppurainen M, Nordman H, Tuomi T. Occupational asthma caused by stainless steel welding fumes: a clinical study. Eur Respir J. 2007; 29:85-90.

66. Fowler JF Jr. Cobalt. Dermatitis. 2016; 27:3-8.
67. Warshaw EM, Maibach HI, Taylor JS, Sasseville D, DeKoven JG, Zirwas MJ, et al. North American contact dermatitis group patch test results: 2011-2012. Dermatitis. 2015; 26:49-59.
68. Uter W, Schmid M, Schmidt O, Bock C, Wolter J. Cobalt release from earrings and piercing jewelry - analytical results of a German survey. Contact Dermatitis. 2014; 70:369-75.
69. Duarte IA, Tanaka GM, Suzuki NM, Lazzarini R, Lopes AS, Volpini BM, et al. Patch test standard series recommended by the Brazilian Contact Dermatitis Study Group during the 2006-2011 period. An Bras Dermatol. 2013; 88:1015-8.
70. Lidén C, Andersson N, Julander A, Matura M. Cobalt allergy: suitable test concentration, and concomitant reactivity to nickel and chromium Contact Dermatitis. 2016; 74:360-7.
71. Isaksson M, Hagvall L, Glas B, Lagrelius M, Lidén C, Matura M, et al. Suitable test concentration of cobalt and concomitant reactivity to nickel and chromium: A multicentre study from the Swedish Contact Dermatitis Research Group. Contact Dermatitis. 2021; 84:153-8.
72. Bregnbak D, Thyssen JP, Zachariae C, Menné T, Johansen JD. Association between cobalt allergy and dermatitis caused by leather articles--a questionnaire study. Contact Dermatitis. 2015; 72:106-14.
73. Perryman JH, Fowler JF Jr. A patch test study to evaluate the allergenicity of a metallic jewelry alloy in patients allergic to cobalt. Cutis. 2006; 77:77-80.
74. Basko-Plluska JL, Thyssen JP, Schalock PC. Cutaneous and systemic hypersensitivity reactions to metallic implants. Dermatitis. 2011; 22:65-79.
75. Svedman C, Möller H, Gruvberger B, Gustavsson CG, Dahlin J, Persson L, et al. Implants and contact allergy: are sensitizing metals released as haptens from coronary stents? Contact Dermatitis. 2014; 71:92-7.
76. Schalock PC, Menné T, Johansen JD, Taylor JS, Maibach HI, Lidén C, et al. Hypersensitivity reactions to metallic implants - diagnostic algorithm and suggested patch test series for clinical use. Contact Dermatitis. 2012 Jan;66(1):4-19.
77. Wahlqvist F, Bryngelsson IL, Westberg H, Vihlborg P, Andersson L. Dermal and inhalable cobalt exposure - Uptake of cobalt for workers at Swedish hard metal plants. PLoS One. 2020;15:e0237100.
78. Stuckert J, Nedorost S. Low-cobalt diet for dyshidrotic eczema patients. Contact Dermatitis 2008; 59:361-5.
79. Bonamonte D, Foti C, Vestita M, Ranieri LD, Angelini G. Nummular eczema and contact allergy: a retrospective study. Dermatitis. 2012; 23:153-7.
80. Walters GI, Robertson AS, Moore VC, Burge PS. Cobalt asthma in metalworkers from an automotive engine valve manufacturer. Occup Med (Lond). 2014; 64:358-64.

81. Brandão MH, Gontijo B. Contact sensitivity to metals (chromium, cobalt and nickel) in childhood. An Bras Dermatol. 2012; 87:269-76.
82. Storrs FJ, White CR Jr. False-positive "poral" cobalt patch test reactions reside in the eccrine acrosyringium. Cutis. 2000; 65:49-53.
83. Julander A. Metal allergy: cobalt. In: Chen JK, Thyssen JP. Metal Allergy: From Dermatitis to Implant and Device Failure. Switzerland: Springer, 2018: 365-72.
84. Midander K, Julander A, Skare L, Thyssen JP, Lidén C. The cobalt spot test--further insights into its performance and use. Contact Dermatitis. 2013; 69:280-7.
85. Chen JK, Lampel HP. Gold contact allergy: clues and controversies. Dermatitis. 2015; 26:69-77.
86. Andersen KE, Jensen CD. Long-lasting patch reactions to gold sodium thiosulfate occurs frequently in healthy volunteers. Contact Dermatitis. 2007; 56:214-7.
87. Echechipía S, Villarreal O, Iriarte P, Garcés M, Sala-Cunill A, Daschner A, et al. Are all new allergens in TRUE Test® essential for a baseline set? Contact Dermatitis. 2015; 73:186-7.
88. Faurschou A, Menné T, Johansen JD, Thyssen JP. Metal allergen of the 21st century--a review on exposure, epidemiology and clinical manifestations of palladium allergy. Contact Dermatitis. 2011; 64:185-95.
89. Muris J, Goossens A, Gonçalo M, Bircher AJ, Giménez-Arnau A, Foti C, et al. Sensitization to palladium in Europe. Contact Dermatitis. 2015; 72:11-9.
90. Fowler JF; Zirwas MJ. Nome do capitulo. In: Fowler JF. Fisher's Contact Dermatitis, 7th ed., 2018; 1341-515.
91. Bruze M, Netterlid E, Siemund I. Aluminum-Allergen of the Year 2022. Dermatitis. 2022; 33:10-5.
92. Löffler P. Review: vaccine myth-buster-cleaning up with prejudices and dangerous misinformation. Front Immunol 2021; 12:663280.
93. Wang X, Josefsson L, Meschnark S, et al. Analytical survey of tattoo inks—a chemical and legal perspective with focus on sensitizing substances. Contact Dermatitis 2021; 85:340-53.
94. Kullberg SA, Ward JM, Liou YL, et al. Cutaneous reactions to aluminum. Dermatitis 2020; 31:335-49.
95. Mistry BD, DeKoven JG. Widespread cutaneous eruption after aluminum-containing vaccination: a case report and review of current literature. Pediatr Dermatol 2021; 38:872-4.
96. Lauren CT, Belsito DV, Morel KD, et al. Case report of subcutaneous nodules and sterile abscesses due to delayed type hypersensitivity to aluminum-containing vaccines. Pediatrics 2016;138: e20141690.
97. Bruze M, Mowitz M, Netterlid E, et al. Patch testing with aluminum chloride hexahydrate in petrolatum. Contact Dermatitis 2020; 83:176-7.

98. Bergfors E, Inerot A, Falk L, et al. Patch testing children with aluminium chloride hexahydrate in petrolatum: a review and a recommendation. Contact Dermatitis 2019; 81:81-8.
99. Hedberg YS, Wei Z, Matura M. Quantification of aluminium release from Finn Chambers under different in vitro test conditions of relevance for patch testing. Contact Dermatitis 2020; 83:380-6.
100. Rosholm Comstedt L, Dahlin J, Bruze M, et al. Patch testing with aluminium Finn Chambers could give false-positive reactions in patients with contact allergy to aluminium. Contact Dermatitis 2021; 85:407-14.
101. Wood MM, Warshaw EM. Hypersensitivity reactions to titanium: diagnosis and management. Dermatitis. 2015; 26:7-25.
102. Poli PP, de Miranda FV, Polo TOB, Santiago Júnior JF, Lima Neto TJ, Rios BR, et al. Titanium Allergy Caused by Dental Implants: A Systematic Literature Review and Case Report. Materials (Basel). 2021; 14:5239.
103. Fage SW, Muris J, Jakobsen SS, Thyssen JP. Titanium: a review on exposure, release, penetration, allergy, epidemiology, and clinical reactivity. Contact Dermatitis. 2016; 74:323-3.
104. de Graaf NPJ, Feilzer AJ, Kleverlaan CJ, Bontkes H, Gibbs S, Rustemeyer T. A retrospective study on titanium sensitivity: Patch test materials and manifestations. Contact Dermatitis. 2018; 79:85-90.
105. Fage SW, Faurschou A, Thyssen JP. Copper hypersensitivity. Contact Dermatitis. 2014; 71:191-201.

9.2 Reações a Fragrâncias

Octavio Grecco

Introdução

As fragrâncias são importantes causas de dermatite de contato alérgica (DCA), dermatite de contato irritativa (DCI) e, com menor frequência, causam fotossensibilidade e urticária de contato. A *International Fragrance Association* define ingredientes de fragrâncias como qualquer ingrediente básico usado na fabricação de materiais de fragrâncias por suas propriedades odoríferas, intensificadoras de odor ou de mistura. Os ingredientes da fragrância podem ser produtos químicos, óleos essenciais, extratos naturais, destilados etc. e esses são usados para criar uma fórmula de fragrância, que é o perfume propriamente dito em termos populares.[1]

As fragrâncias são principalmente encontradas em produtos de cuidados pessoais (tanto produtos que são de aplicar e deixar (*leave on*) e os de enxague (*rinse off*) como sabonetes, hidratantes, desodorantes, cremes de barbear, loções pós-barba, maquiagem, produtos capilares, óleos essenciais, alimentos e bebidas industrializados, produtos de limpeza doméstica, produtos industriais, entre outros (Quadro 9.2.1). Em alguns casos, as fragrâncias podem ser adicionadas a produtos para mascarar odor ruim destes, como produtos de limpeza e produtos químicos industriais. Produtos médicos também podem ser acrescidos de fragrâncias.[2,3] Em 2017, a venda mundial de fragrâncias atingiu US$ 8,2 bilhões de dólares (excluindo-se EUA e Canadá) e a indústria de fragrâncias proporciona 415.000 empregos.[1]

QUADRO 9.2.1. Exemplos de produtos que contêm fragrâncias[4]

- Cosméticos incluindo perfumes propriamente ditos
- Óleos essenciais, p. ex., óleo de melaleuca e outros usados em aromaterapia
- Tecidos e roupas depois de lavados ou tratados com amaciante
- Sabores usados em produtos de higiene bucal: pasta de dente, enxaguatório bucal e fio dental (p. ex., hortelã e menta)
- Produtos domésticos: detergentes, produtos de limpeza, amaciantes, condicionadores de tecidos, sprays desodorizantes, polidores, solventes e ceras
- Produtos industriais: fluidos de corte, fluidos de galvanoplastia, tintas, borracha, plásticos, inseticidas, herbicidas e aditivos usados em ar-condicionado
- Papel e produtos de papel: fraldas, lenços faciais, lenços íntimos e absorventes higiênicos
- Produtos usados em odontologia (principalmente eugenol)
- Especiarias, incluindo canela, cravo, baunilha e cardamomo adicionados a alimentos e bebidas industrializadas, pastilhas, gomas de mascar, balas, sorvetes e tabaco
- Medicamentos tópicos (especialmente óleos essenciais)
- Sistemas de ventilação e difusores

Adaptado de Groot.[4]

O uso frequente, muitas vezes diário, dos produtos de cuidado pessoal (PCP) e dos produtos de limpeza doméstica provavelmente seja a causa de as fragrâncias estarem entre os alérgenos mais sensibilizantes.[5] Esse contato pode ocorrer de diversas maneiras, como direto – através da aplicação na pele e mucosas; ocasional – como produtos contendo alérgenos, p. ex., toalhas e travesseiros; por meio de cônjuge (dermatite de contato conubial), por meio de amigos e colegas de trabalho; por aerodispersão e por contato sistêmico, pela ingestão ou inalação.[4]

Epidemiologia

A dermatite de contato alérgica por fragrâncias é bem frequente, atingindo na população geral a prevalência de 0,7 a 2,6%.[6] DCA é mais frequente em mulheres sendo 1,3 vezes mais comum que nos homens, provavelmente pelo aumento do uso de cosméticos e produtos perfumados. A DCA apresenta-se com prevalência crescente nas mulheres a partir da quinta década de vida e nos homens geralmente seis anos mais tarde. Com relação às crianças, alergias de contato por fragrâncias não são incomuns. Em uma pesquisa com 1.200 crianças em idade escolar entre 12 e 16 anos, 1,6% das meninas e 2,1% dos meninos responderam positivamente à mistura de fragrâncias 1 (MF1) presente no teste de contato.[6] Um terço destas crianças já apresentava sintomas clínicos de alergia a fragrâncias. Em contraste, 0,3-0,2% dessas crianças eram sensibilizadas a biocidas e nenhuma delas apresentava sintomas de alergia a esses.[7]

Foi observado no estudo de Marks et al.[8] que 11,7% dos pacientes com eczema apresentavam teste de contato positivo para MF1 e 87% destes tinham relevância clínica definida. Em um estudo multicêntrico alemão com mais de 36.000 pacientes com eczema, descobriu-se que 10,2% dos testados reagiu à mistura de MF1.[9] Em um estudo multicêntrico europeu, ao testarem pacientes com eczema, 11,3% dos pacientes tiveram teste de contato positivo para a Mistura de Fragrâncias 1 tornando os ingredientes das fragrâncias uma das principais causas de alergia de contato, juntamente com o níquel.[10]

Algumas fragrâncias, por si só, são sensibilizantes e outras inicialmente causam pouca sensibilização, porém acabam transformando-se em fortes sensibilizantes quando ocorre, antes do contato com a pele, uma transformação química da oxidação do ar, fotoativação (um pré-hapteno) ou são transformadas em hapteno na pele (bioativação), geralmente via catálise enzimática (um pró-hapteno).[12,13] Eugenol e isoeugenol são pró-haptenos; geraniol, limoneno, linalol e acetato de linalol são pré-haptenos. Álcool cinamílico, geraniol e α-terpineno atuam tanto como pró-haptenos e pré haptenos. Nos últimos anos, tem sido demonstrado que a auto oxidação de linalol, limoneno e acetato de linalol formam potentes hidroperóxidos alergênicos. De fato, é demonstrado que ao se realizar o teste de contato com linalol e limoneno puros a positividade de reações a estes é baixa, porém ao usar-se seus hidroperóxidos a positividade eleva-se.[4]

Segundo Groot,[4] existem mais de 160 fragrâncias desencadeadoras de dermatite de contato. Dentre estas, muitas são substâncias químicas isoladas e outras são misturas complexas de origem botânica como extrato de *Evernia furfuracea* (musgo de árvore), extrato de *Evernia prunastri* (musgo-de-carvalho), goma de *Ferula galbaniflua*, extrato da flor de *Narcissus poeticus* e extrato da folha de *Viola odorata*. Infelizmente em estudos com muitos reagentes, poucos demonstram a positividade relacionada à relevância clínica, dificultando a interpretação dos resultados.[4]

Atualmente, os óleos essenciais têm sido usados indiscriminadamente, o que ocasiona exposição frequente ao indivíduo e como são produtos concentrados possuem grande poder de sensibilização e consequentemente ocasionar DCA. Eles têm sido utilizados para aromaterapia ou como terapêutica alternativa, sendo-lhes alegados poderes de limpeza, desintoxicação, entre outros. Vários são os métodos utilizados como aplicação de névoas perfumadas no quarto de dormir, lençóis e fronhas, difusores em toaletes, e locais públicos. Como aromaterapia podem ser aplicados puros, diretamente na pele do indivíduo. Outras formas de aplicação são sua utilização em produtos de cuidados pessoais, produtos para limpeza doméstica, alimentos e bebidas industrializadas, sendo nesses dois últimos usados como aromatizantes.[3]

Outra fonte causadora de DCA por fragrâncias são os ingredientes naturais ou botânicos, sendo alguns exemplos *Aloe vera*, camomila, arnica, calêndula, equinácea, entre outras.[2]

Em seu estudo, Corazza et al.[17] avaliaram 1.274 usuários de produtos botânicos e evidenciou que as razões para utilização destes produtos eram curiosidade (52%), sensação de segurança (38%), falha na terapia convencional (7%) e desconfiança em produtos de tópicos tradicionais (3%). As principais indicações desses produtos como uso medicinal foram: hidratação, limpeza de pele, prurido, eczema e antienvelhecimento, entre outros.[17] Em seu estudo retrospectivo, Gilissen et al.[18] observaram que em 125 pacientes com DCA devido a uma preparação à base de plantas, a maioria estava usando o produto natural para tratar outra condição médica como eczema, úlceras nas pernas, e feridas sendo que o principal PCP utilizado foi o hidratante. Nesse estudo, os haptenos de maior positividade foram o bálsamo-do-peru, plantas compostas e tintura de Benjoim.[18] Produtos contendo muitos ingredientes vegetais e derivados de plantas podem frequentemente ser listados como "sem perfume", o que é confuso para o consumidor. Esses produtos rotulados como "naturais" ainda podem levar a DCA para alguns pacientes alérgicos a fragrâncias e devem ser evitados. Portanto, para pacientes alérgicos a fragrâncias, os produtos ditos naturais também devem ser evitados.[18] As fragrâncias também podem conter fixadores e solventes, que também são causadores de reações cutâneas (**Quadro 9.2.2**).[19]

Antigamente, extratos de naturais de animais e suas secreções foram usados como ingredientes de fragrâncias, como almíscar – uma secreção do cervo almiscarado macho que também era causadora de DCA por fragrâncias. Nos dias de hoje, estes são substituídos por misturas de produtos químicos.[3]

QUADRO 9.2.2. Ingredientes comuns em fragrâncias e suas reações cutâneas

Ingredientes	Uso	Reações
Sândalo	Fragrância	DCA
Limoneno	Odor levemente adstringente	DCI
Álcool benzílico	Fixador	DCI: eritema e dor
Benzoato de benzila	Fixador	DCI: eritema, prurido e bolhas
Acetona	Solvente	Inalação: secura boca e garganta
Acetato de etila	Solvente	Efeito desengordurante da pele: xerose e fissuras

Adaptado de Kumar et al.[19]

▪ Fatores Influenciadores na Alergia de Contato por Fragrâncias

Dentre os fatores de influenciam o desencadeamento de DCA por fragrâncias o principal é a dose do alérgeno por unidade de área cutânea, ou seja, quanto maior a concentração de alérgeno em pequenas áreas, maior a chance de ocorrer a sensibilização.[20] Portanto, os perfumes finos que geralmente são aplicados em pequenas áreas pois contêm maior concentração de ingredientes, são os potenciais causadores de DCA.[21] (**Quadro 9.2.3**) Ainda com relação à concentração do alérgeno, pacientes sensibilizados por concentração elevada do hapteno terão maios chance de desenvolverem DCA.[20] Normalmente, um produto cosmético é aplicado repetidamente ao longo do tempo. Indivíduos sensibilizados podem tolerar a exposi-

QUADRO 9.2.3. Fatores que influenciam a deflagração de DCA por fragrâncias

Concentração alergênica (dose/unidade cutânea)	Importante na indução
Nível de sensibilidade individual	Depende da concentração de exposição na indução. A gravidade da reação do teste de contato à bateria padrão indica a sensibilidade do paciente
Tempo de exposição (número de aplicações)	Baixas concentrações necessitam longos períodos de exposição para desencadear a reação do que altas concentrações
Locais anatômicos cutâneos	Axilas são mais sensíveis do que braços
Oclusão	Oclusão facilita a penetração para alguns alérgenos, porém não para todos
Hidratação cutânea	Pré-tratamento cutâneo com hidratantes produzem reações de teste de contato mais fortes; não se sabe se aplica a ingredientes de fragrâncias
Matriz dos produtos	Diferentes tipos de produtos têm diferentes capacidade de desencadear reações apesar de conteúdo de alérgenos semelhantes
Combinação com irritantes e alérgenos	Combinação de alérgenos de fragrâncias proporcionam resposta sinérgica em indivíduos sensibilizados a fragrâncias. Combinação de níquel e irritantes favorecem resposta sinérgica. Efeito dos irritantes com fragrâncias é desconhecido
Pele escoriada	Uso de lâmina barbear/depilar aumentam o risco para alergia a fragrâncias
Peles previamente irritadas	Pele previamente irritada com lauril sulfato de sódio favorece respostas mais fortes para alérgenos, porém não há estudos relacionados a fragrâncias
Eczema alérgico prévio	Eczema alérgico prévio causado pelo alérgeno em questão aumenta a reatividade cutânea para o alérgeno. Níquel tem sido usado como modelo. Ingredientes de fragrâncias não foram estudados

Adaptado de Johansen.[21]

ção ao alérgeno dependendo de seu nível individual de sensibilidade, da concentração de exposição do alérgeno e do período de exposição. Isso significa que, se o nível do alérgeno for baixo, a exposição pode ser tolerada por mais indivíduos e por períodos mais longos. Em um estudo de indivíduos sensibilizados com isoeugenol, a exposição a 0,2% aplicada repetidamente na pele saudável no lado flexor do antebraço provocou uma reação em uma média de 7 dias (intervalo de 2 a 26), enquanto uma solução a 0,05% levou a uma mediana de 15 dias (intervalo de 3 a 28) para provocar uma reação nos mesmos indivíduos.[22]

Com relação ao local de aplicação, a axila é mais sensível que o braço provavelmente pelo efeito de oclusão,[23] o que pode ser agravado com a depilação com lâminas. O mesmo efeito é encontrado nos homens que tem o hábito de barbear-se com lâminas aumentando o risco de sensibilização a fragrâncias com o uso de cremes de barbear e loções pós barba.[24]

Em produtos cosméticos, os alérgenos estão presentes em combinação e, em alguns produtos, como xampus, também são combinados com irritantes. Tais exposições combinadas podem dar uma resposta em indivíduos alérgicos maior do que seria esperado dos efeitos da exposição aos ingredientes únicos.[3]

Johansen et al.[25] observaram que, em indivíduos alérgicos a fragrâncias, a associação de alérgenos demonstrou dar uma resposta sinérgica, sendo que a combinação de um irritante com um alérgeno resultou em uma resposta sinérgica de magnitude semelhante.[26] Muitos produtos domésticos combinam detergentes, que causam irritação, com alérgenos de fragrâncias e pacientes com eczema das mãos podem ser expostos diariamente a produtos como detergentes de louça. Esses produtos são diluídos com água no processo de manuseio e a concentração efetiva pode ser muito pequena, não se sabendo se o eczema preexistente das mãos pode ser agravado por tal exposição.[3]

Manifestações Clínicas

▪ Eczematosas

Uma das formas clínicas de DCA por fragrância muito frequente é a paciente com eczema facial ou em mãos e com anamnese condizente.[2] Outras manifestações seriam paciente com eczema em região axilar desencadeado por desodorantes perfumados e paciente com lesões papulovesiculares, eritematosas associadas a prurido em locais de aplicações de perfumes.[27] Fragrâncias usadas em desodorantes são uma das principais causas de indução e desencadeamento de alergia a fragrâncias.[28] Reconhece-se que a pele axilar é área úmida, ocluída e facilmente irritável e em decorrência disto, torna-se um dos locais de maior aparecimento da DCA. Uma erupção cutânea anterior de um desodorante perfumado aumenta a probabilidade futura de alergia de contato a ingredientes de fragrâncias em um fator de 2,4; uma erupção cutânea anterior por colônia aumenta 6,2 vezes e, se ambos os sintomas estiverem presentes, o risco aumenta 12,8 vezes.[27] A alergia de contato a fragrâncias causa mais frequentemente o agravamento de dermatite das mãos, face e pescoço e axilas.[2]

Lesões ativas ou residuais de eczema também podem ser observadas em áreas onde os perfumes finos são esfregados como atrás das orelhas, parte superior do tórax, cotovelo, flexuras e punhos.[3] As lesões micro traumáticas desencadeadas pela depilação como o barbear facilitam a sensibilização nos homens por fragrâncias dos produtos de barbear e pós barba[24] sendo assim a principal fonte de sensibilização no gênero masculino. Há de se pensar que essa prevalência deva aumentar com o atual hábito de depilação masculina corpórea inclusive no genital.

Existe a possibilidade de o indivíduo ao ser sensibilizado com produtos contendo altas concentrações de fragrância apresentar novos episódios da doença após contato com produtos com concentração menor de fragrância, até mesmo com cosméticos, produtos de limpeza doméstica, produtos industriais e alimentos e bebidas com aromatizantes.

O quadro de eczema nestes pacientes pode variar desde lesões locais com poucas pápulas e/ou vesículas até o quadro de dermatite de contato sistêmica sendo a variedade de apresentações clínicas descritas abaixo:

- Vesículas, exsudação e pápulas com eritema (fase aguda).
- Liquenificação, podendo haver hipercromia (crônica).
- Eczema numular-*like*.
- Dermatite seborreica-*like*.
- *Sycosis barbae-like*.
- Lúpus eritematoso-*like*.
- Forma pustulosa.[29]
- Eritema multiforme-*like*.[30]
- Eczema em dobras (diagnóstico diferencial de dermatite atópica).
- Dermatite de contato sistêmica.

Os locais acometidos mais frequentemente:
- Face.
- Região cervical.
- Axilas.

- Eczema crônico em mãos.
- Erupções disidróticas.
- Dermatite de contato sistêmica.
- Dermatite perianal.
- Dermatite genital.

Com relação ao eczema crônico em mãos, seu achado é muito frequente em pacientes com DCA por fragrâncias, inclusive alguns pacientes que inicialmente apresentam dermatite irritativa ou dermatite atópica acabam desenvolvendo DCA pelo contato contínuo com cremes e loções utilizados para o tratamento ou prevenção e demais PCPs.[31] Casos de dermatite de contato sistêmica e erupções desidróticas, por vezes, podem estar estão associados a reações por fragrâncias como por exemplo pacientes sensibilizados ao bálsamo-do-peru e que ingeriram produtos com baunilha ou especiarias, ou por inalação de altas concentrações dos alérgenos.[32]

A dermatite atópica (DA) também pode ser complicada por alergia a fragrâncias, muitas vezes com dificuldade de diferenciá-las. Fragrâncias presentes em preparações farmacêuticas tópicas, como corticosteroides, anti-inflamatórios, produtos utilizados na cicatrização de feridas, desinfetantes antissépticos e anti-hemorroidais podem causar dermatite alérgica de contato iatrogênica nos pacientes com DA.[11] Alguns pacientes podem, primeiro, ter dermatite irritativa ou dermatite atópica, que mais tarde é complicada por alergia de contato a produtos usados para tratamento ou prevenção (cremes e loções) de dermatite das mãos ou a outros produtos perfumados no lar, *hobby* ou ambiente de trabalho.[33,34] A sensibilização da fragrância pode levar ao quadro de dermatite contínua ou periódica, licença médica e qualidade de vida prejudicada, especialmente em mulheres jovens diagnosticadas com estas enfermidades.[33,34]

▪ Não Eczematosas

Fotossensibilização

Vários alérgenos das fragrâncias podem causar reações de fotossensibilização como mencionados no **Quadro 9.2.4**. Wojnarowska e Calnan, em 1986, descreveram casos graves de reações de fotossensibilidade com almíscar ambreta em homens ocasionados por loção pós-barba.[34] Em 1980, Jackson et al.[35] descreveram vários casos graves de reações de fotossensibilidade por coumarina presente em filtros solares, e alguns pacientes necessitaram de hospitalização e ficaram com hiperpigmentação sequelar.

QUADRO 9.2.4. Fragrâncias que causam fotossensibilização

3-Carene	Antranilato de metila
6-Metilcumarina*	Canela*
Acetil hexametileno indano	Cumarina
Álcool cinamílico	Eugenol*
Almíscar ambreta*	Extrato de E. prunastri*
Almíscar cetona	MF1
Almíscar mosqueno	Hidroxicitronelal*
Almíscar tibetano	Bálsamo-do-peru*

Adaptado de Groot, 2020.

* Também foram relatadas fotorreações do tipo imediato (principalmente interpretadas como fototoxicidade).

Distúrbios respiratórios

Pelo fato de as fragrâncias serem voláteis, podem acometer tanto a pele como mucosa conjuntival e trato respiratório. As crises de asma podem ser desencadeadas quando o próprio indivíduo usar o perfume ou contato com pessoas perfumadas, em balcões de cosméticos, seção de produtos de limpeza de supermercados, entre outros. Kummar et al.,[36] em 1995, descreve em seu estudo a queda acentuada do volume expiratório forçado no 1º segundo após a broncoprovocação com fragrâncias nos indivíduos asmáticos, quando comparados ao grupo controle. Estima-se que 2 a 4% da população adulta apresente sintomas oculares e de vias aéreas.[37] Elberling et al.,[37] em 2005, observaram que sintomas oculares ou de vias aéreas foi relatado por 42% dos pacientes e concluíram que além da presença dos sintomas, a broncoprovocação com metacolina teve um valor preditivo significativo e, independentemente desses sintomas, a ausência de associação com atopia sugeriu que mecanismos alérgicos de hipersensibilidade tipo I de Gel e Coombs não desencadearam esses sintomas.[37] Porém, em outro estudo, observou-se associação significativa entre queixas respiratórios relacionadas e fragrâncias e DCA por fragrâncias incluindo eczema de mãos.[38] A causa do desencadeamento de reações respiratórias a fragrâncias químicas em alguns pacientes ainda não está definida, especula-se que seja por mecanismos sensórios.[38] Quanto a materiais de fragrâncias específicos, a irritação das vias aéreas tem sido observada com limoneno, e asma e/ou rinite foram atribuídas a eugenol, limoneno, mentol, salicilato de metila e vanilina. No **Quadro 9.2.5,** estão descritos os principais efeitos adversos por fragrâncias.

QUADRO 9.2.5. Efeitos adversos induzidos por fragrâncias

Efeito adverso	Fragrâncias implicadas
Irritação das vias aéreas	Limoneno
Alopecia (reversível)	Resina de M. pereirae
Asma e/ou rinite	Eugenol, limoneno, mentol, salicilato de metila, vanilina
Penfigoide bolhoso	Benzoato de benzila, canela
Cicatrização conjuntival	Canela
Despigmentação	Álcool benzílico, canela
Dermatite de contato por aerodispersão despigmentada	Almíscar ambreta
Dermatite de contato irritativa	Benzoato de benzila, citral, eugenol, isoeugenol, limoneno, mentol, salicilato de metila
Mucosite de contato irritante	Eucaliptol
Púrpura não trombocitopênica	Mentol
Líquen plano oral	Canela, eugenol
Granulomatose orofacial	Carvone, canela, álcool cinamílico, piperitone
Dermatite de contato pigmentada	Almíscar ambreta
Poiquilodermia de Civatte	Não especificado
Psoríase (reação de Köbner)	Linalol
Efeitos adversos sistêmicos	Álcool benzílico, benzoato de benzila, salicilato de benzila, cânfora, eucaliptol, mentol, salicilato de metila, timol
Urticária	Canela, eugenol, salicilato de metila

Adaptado de Groot.[4]

Reações imediatas

Várias fragrâncias ocasionam reações imediatas como urticária de contato, entre elas bálsamo-do-peru, canela e ácido cinâmico, sendo que, com concentração e veículo adequado, em muitos indivíduos saudáveis podem causar eritema e as vezes pápulas. Algumas das substâncias ocasionaram somente essas reações quando utilizadas no teste de contato (**Quadro 9.2.6**) e não quando estavam presentes em produtos (de Groot[4]).

QUADRO 9.2.6. Fragrâncias que causam reações tipo imediatas

Acetato de terpinila	Carvone
Ácido cinâmico	Cumarina
Álcool de anis	Etil vanilina
Álcool amilcinâmico	Eugenol
Álcool benzílico	Extrato de *E. prunastri*
Álcool cinâmico	FM I e II
Alfaisometil ionona	Geraniol
Amil cinâmico	Limoneno
Benzaldeído	Mentol
Benzoato de benzila	Resina de *M. pereirae*
Canela	Salicilato de metila
Cânfora	Vanilina

Adaptado de Groot.[4]

Dermatite de Contato Ocupacional por Fragrâncias

Várias categorias de trabalhadores estão sujeitas a desenvolverem problemas dermatológicos por fragrâncias, como indústria de cosméticos (perfumistas também chamados de Narizes, do francês *Les Nez*, trabalhadores que manipulam matéria-prima, vendedores), esteticistas, aromaterapeutas e cabelereiras.[39] Algumas profissões possuem alto risco de desenvolverem DCA por fragrâncias, como: massagistas, esteticistas, enfermeiras e metalúrgicos expostos aos fluidos de corte.[40,41] Foi constatado por Geier et al.,[42] em 2004, que fragrâncias eram adicionadas aos fluidos de corte da indústria metalúrgica na tentativa de mascarar o odor ruim desses, por isto o risco elevado.[42]

Poucos são os estudos de referência em DCA ocupacional por fragrâncias, pois é difícil afirmar o nexo causal nestes casos e muitas dessas profissões acabam desenvolvendo dermatite de contato irritativa em decorrência do frequente contato com agentes irritativos.[43] Estima-se que as fragrâncias possam causar DCA em alguns trabalhadores, porém em quase nenhuma profissão elas são a principal causa e raramente o único fator causal desencadeador.[43] Somente limoneno, citral e canela causaram vários casos de sensibilização alérgica, principalmente na indústria alimentícia.[43]

Testes Diagnósticos

Três são os principais marcadores de sensibilização a fragrâncias:
- Mistura de Fragrâncias 1.
- Mistura de Fragrâncias 2.
- Bálsamo-do-peru, sendo que a prevalência da positividade destes varia de 5,3% a 11,33% (**Quadro 9.2.7**).

A partir de 1970, a MF1 foi introduzida nas baterias padrão e contém os oito seguintes produtos químicos de fragrância em uma concentração de 1% cada: amil cinamal, cinamal, álcool cinamílico, eugenol, extrato de *E. prunastri* (musgo de carvalho), geraniol, isoeugenol e hidroxicitronelal. O veículo vaselina contém 5% de sesquioleato de sorbitano (SSO) como emulsificante para garantir uma dispersão uniforme dos ingredientes, que também deve ser testado isoladamente a fim de excluir-se reações falso-positivas das MF1 em virtude de seu poder irritativo.[4]

QUADRO 9.2.7. Componentes das fragrâncias Mix 1 e 2

FM1 8,0% vaselina	Álcool cinâmico 1% Cinamal 1% Hidroxicitronelal 1% Geraniol 1% Amil cinâmico 1% Eugenol 1% Isoeugenol 1% Oakmoss absoluto 1% Sesquioleato de sorbitano 5% (emulsificante)
FM2 14% vaselina	Aldeído hexil cinâmico 5% Hidroxiisohexil 3-ciclohexeno carboxaldeído 2,5% Farnesol 2,5% Cumarina 2,5% Citral 1,0% Citronelol 0,5%

Adaptado de Johansen.[1]

Bonefeld et al.[44] observaram que, ao testarem as oito substâncias de fragrâncias individualmente nos pacientes que tinham resultado positivo para MF1, cerca de 1/3 destes não apresentaram reação a nenhum dos componentes. Essa positividade a MF1 pode ser explicado pelo fato do reação no teste de contato ter sido irritativa ou propriamente pelo fato da MF1 ser uma mistura e, em decorrência disso, poderia desencadear piora da reação no teste de contato ou aumento da penetração cutânea ocasionando uma reação irritativa causado pela presença do SSO, ou ainda a formação de novos alérgenos na mistura (chamada de alergia composta).

Alguns dos erros que podem acontecer com o teste de contato com MF1 são:[4]

- Reações irritativas serem consideradas como positivas.
- Reações falso-negativas para a mistura, porém positivas para a substância isolada.
- Cerca de 65% de pacientes com sensibilização a fragrâncias não são detectados.
- SSO por si só pode causar reação irritativa.
- Pode ocorrer o risco de sensibilização.

Em 2008, a Mistura de Fragrâncias 2 foi adicionada à bateria padrão europeia, composta por 6 ingredientes: citral, citronelol, cumarina, farnesol, hexil cinamal e Liral (HICC).[4] Cerca de 35 a 50% dos indivíduos com teste de contato positivo para MF2 não reagem ao MF1 e, ao serem testados individualmente para cada uma das 6 substâncias da MF2, cerca de 1/3 dos pacientes não tiveram nenhuma reação positiva.[45] De longe, o sensibilizador mais frequente na mistura foi o Liral. Essa substância foi acrescentada na bateria padrão europeia isoladamente em uma concentração de 5% e sua taxa de reações positivas é uma das mais elevadas dessa bateria. No entanto, a maioria das reações ao Liral já são captadas pelo MF2 e ela, isoladamente, causa apenas um adicional de reações positivas em 0,2% a 0,3%.[46] Apesar de extremamente útil, os três indicadores e Liral juntos podem não detectar até 59% dos indivíduos sensibilizados a fragrâncias e testando-se com fragrâncias e/ou óleos essenciais a positividade aumenta consideravelmente.[47]

Entretanto, ao se realizar o teste de contato com MF1, MF2 e bálsamo-do-peru, pode-se deixar de detectar muitos pacientes com DCA por fragrâncias. No estudo de Mann et al.,[48] avaliando 1.951 indivíduos com eczema que foram submetidos ao teste de contato com sua série padrão específica e fragrâncias, 281 pacientes (14,4%) reagiram a fragrâncias. Porém, somente 117 pacientes reagiram a fragrâncias contidas na série padrão, significando que 42,4% dos pacientes poderiam não ter sido não diagnosticados pelo teste se não fossem acrescentadas substâncias suplementares de fragrância na série padrão. Os alérgenos da série fragrâncias mais prevalentes neste estudo foram álcool cinâmico, *Evernia furfuracea*, isoeugenol, *Evernia prunastri* e cinamal.[48]

Quando há suspeita de alergia a fragrâncias com base na história ou na apresentação clínica, testar uma bateria de fragrâncias é fortemente recomendado.[4] No caso de uma reação positiva a MF1 e/ou MF2, posteriormente, devem ser realizados testes isolados dos componentes de cada mistura para identificar o(s) sensibilizador(es) específico(s). Na União Europeia, esses devem ser rotulados em cosméticos e produtos detergentes, se presentes em mais de 10 ppm (0,001%) em produtos sem enxágue e superior a 100 ppm (0,01%) em produtos com enxágue e, portanto, o contato com eles pode ser amplamente evitado.[4] Nos casos de grande suspeita de alergia a fragrâncias e o alérgeno não ter sido detectado na bateria fragrâncias, é muito importante que os produtos do paciente também sejam testados. Segundo Uter et al.,[49] 50% dos pacientes em seu estudo não reagiram a nenhum marcador de alergia a fragrâncias em sua bateria padrão, reagindo com o próprio produto em uso como perfumes, desodorantes, loção de barbear. Caso o resultado do teste de contato seja duvidoso pode-se repetir o teste oclusivo com as baterias padrão, fragrâncias e produtos do paciente (sempre de acordo com as diluições necessárias ou aplicação pura do produto), realizar o teste de uso (*use test*) ou proceder-se ao **teste aberto de aplicação repetida** (da sigla em inglês *ROAT*).[4] Segundo Svedeman et al.,[50] ao realizar-se o ROAT para avaliar sensibilização a fragrâncias, a aplicação do produto deve ser realizada até 4 semanas, caso não tenha havido qualquer alteração no local do teste anteriormente a este período.

Referências Bibliográficas

1. Johansen JD. Fragrance Contact Allergy A Clinical Review. Am J Clin Dermatol. 2003;4(11):789-98.
2. Reeder MJ. Allergic Contact Dermatitis to Fragrances. Dermatol Clin. 2020;38:371-7.
3. Johansen JD. Contact allergy to fragrances: clinical and experimental investigations of the fragrance mix and its ingredients. Contact Dermatitis. 2002;46(Suppl 3):4-31.
4. Groot AC. Contact Allergy to and Other Adverse Effects of Fragrances: A Brief Overview. Dermatitis. 2020;31(1):13-35.
5. Lid NC, Yazar K, Johansen JD, et al. Comparative sensitizing potencies of fragrances, preservatives, and hair dyes. Contact Dermatitis. 2016;75:265-75.
6. Bruze M, Mowitz M, Ofenloch R, et al. The significance of batch and patch test method in establishing contact allergy to fragrance mix I—EDEN Fragrance Study Group. Contact Dermatitis. 2019;81:104-9.
7. Mortz CG, Lauritsen JM, Bindslev-Jensen C, et al. Contact allergy and allergic contact dermatitis in adolescents: prevalence measures and associations. Acta Derm Venereol. 2002;82:352-8.
8. Marks JG, Belsito DV, Deleo VA, et al. North American Contact Dermatitis Group patch test results, 1996-1998. Arch Dermatol. 2000;136: 272-3.
9. Schnuch A, Geier J, Uter W, et al. National rates and regional differences in sensitization to allergens of the standard series: population adjusted frequencies of sensitization (PAFS) in 40.000 patients from a multicentre study (IVDK). Contact Dermatitis. 1997;37:200-9.
10. Frosch PJ, Pilz B, Andersen KE, et al. Results from a multicenter study of the European Environmental and Contact Dermatitis Research Group with 48 frequently used constituents of perfumes. Contact Dermatitis. 1995;33:333-42.

11. Groot AC, Frosch PJ. Adverse reactions to fragrances: a clinical review. Contact Dermatitis. 1997;36:57-87.
12. Karlberg A-T, Borje A, Johansen JD, et al. Activation of non-sensitizing or low-sensitizing fragrance substances into potent sensitizers - prehaptens and prohaptens. Contact Dermatitis. 2013;69:323-34.
13. Brared Christensson J, Hagvall L, Karlberg AT. Fragrance allergens, overview with a focus on recent developments and understanding of abiotic and biotic activation. Cosmetics. 2017;3:1-19.
14. Groot AC, Schmidt E. Essential oils, part I: introduction. Dermatitis. 2016;27(2):39-42.
15. Groot AC, Schmidt E. Essential oils: contact allergy and chemical composition. III. Chemical composition. Dermatitis. 2016;27:161-9.
16. de Groot AC, Schmidt E. Essential oils, part IV: contact allergy. Dermatitis. 2016;27(4):170-5.
17. Corazza M, Borghi A, Gallo R, et al. Topical botanically derived products: use, skin reactions, and usefulness of patch tests. A multicentre Italian study. Contact Dermatitis. 2014;70(2):90-7.
18. Gilissen L, Huygens S, Goossens A. Allergic contact dermatitis caused by topical herbal remedies: importance of patch testing with the patients' own products. Contact Dermatitis. 2018;78(3):177-84.
19. Kumar M, Devi A, Sharma M, Kaur P, Mandal UK. Review on perfume and present status of its associated allergens. *J Cosmet Dermatol*. 2021;20:391-9.
20. Friedmann PS. The immunology of allergic contact dermatitis: The DNBC story. Acta Derm Venerol (Stockh). 1992;72: 264-5.
21. Johansen JD, Rastogi SC, Menn´e T. Contact allergy to popular perfumes; assessed by patch test, use test and chemical analysis. Br J Dermatol. 1996;135: 419-22.
22. Andersen KE, Johansen JD, Bruze M, et al. The time-dose-response relationship or elicitation of contact dermatitis in isoeugenol allergic individuals. Toxicol Appl Pharmacol. 2001;170: 166-71.
23. Johansen JD, Rastogi SC, Bruze M, et al. Deodorants: a clinical provocation study in fragrance-sensitive individuals. Contact Dermatitis. 1998; 39: 161-5.
24. Edman B. The influence of shaving method on perfume allergy. Contact Dermatitis. 1994;31: 291-2.
25. Johansen JD, Skov L, Volund A, et al. Allergens in combination have a synergetic effect on the elicitation response: a study of fragrance-sensitized individuals. Br J Dermatol. 1998;139:264-70.
26. Agner T, Johansen JD, Overgaard L, et al. Combined effects of irritants and allergens. Contact Dermatitis. 2002;47:21-6.

27. Johansen JD, Andersen TF, Kjøller M, et al. Identification of risk products for fragrance contact allergy: a case-referent study based on patients' histories. Am J Contact Dermat. 1998;2:80-7.
28. Heisterberg MV, Menn T, Andersen KE, et al. Deodorants are the leading cause of allergic contact dermatitis to fragrance ingredients. Contact Dermatitis. 2011; 64:258-64.
29. Verma A, Tancharoen C, Tam MM, et al. Pustular allergic contact dermatitis caused by fragrances. Contact Dermatitis. 2015;72:245-8.
30. Seidenari S, Di Nardo A, Motolese A, et al. Erythema multiforme associated with contact sensitization. Report of 6 cases. G Ital Dermatol Venereal. 1990;125:35-40.
31. Heydorn S, Johansen JD, Andersen KE, et al. Fragrance allergy in patients with hand eczema – a clinical study. Contact Dermatitis. 2003;48:317-23.
32. Schnuch A, Oppel E, Oppel T, et al. Experimental inhalation of Fragrance allergens in predisposed subjects: effects on skin and airways. Br J Dermatol. 2010;162:598-606.
33. Heisterberg MV, Menn T, Johansen JD. Fragrance allergy and quality of life–a case–control study. Contact Dermatitis. 2014;70:81-9.
34. Wojnarowska F, Calnan CD. Contact and photocontact allergy to musk ambrette. Br J Dermatol. 1986;114:667-75.
35. Jackson RT, Nesbitt LT Jr., DeLeo VA. 6-Methylcoumarin photocontact dermatitis. J Am Acad Dermatol. 1980;2:124-7.
36. Kumar P, Caradonna-Graham VM, Gupta S, et al. Inhalation challenge effects of perfume scent strips in patients with asthma. Ann Allergy Asthma Immunol. 1995;75:429-33.
37. Elberling J, Linneberg A, Dirksen A, et al. Mucosal symptoms elicited by fragrance products in a population-based sample in relation to atopy and bronchial hyper-reactivity. Clin Exp Allergy. 2005;35:75-81.
38. Elberling J, Linneberg A, Mosbech H, et al. A link between skin and airways regarding sensitivity to fragrance products? Br J Dermatol. 2004;151:1197-203.
39. Groot AC. Fragrances and essential oils. In: John S, Johansen J, Rustemeyer T, et al. (eds). Kanerva's Occupational Dermatology. Cham: Springer, 2018.
40. Uter W, Schnuch A, Geier J, et al. Association between occupation and contact allergy to the fragrance mix: a multifactorial analysis of national surveillance data. Occup Environ Med. 2001;58:392-8.
41. Uter W, Fieler C, Gefeller O, et al. Contact sensitization to fragrance mix I and II, to Myroxylon pereirae resin and oil of turpentine: multifactorial analysis of risk factors based on data of the IVDK network. Flavour Fragr J. 2015;30:255-63.
42. Geier J, Lessmann H, Schnuch A, et al. Contact sensitizations in metalworkers with occupational dermatitis exposed to water-based metalworking

fluids: results of the research project "FaSt". Int Arch Occup Environ Health. 2004;77:543-51.
43. Buckley DA, Rycroft RJ, White IR, et al. Fragrance as an occupational allergen. Occup Med (Lond). 2002;52:13-6.
44. 44 Bonefeld CM, Geisler C, Gimen z-Arnau E, et al. Immunological, chemical and clinical aspects of exposure to mixtures of contact allergens. Contact Dermatitis. 2017;77:133-42.
45. Mowitz M, Svedman C, Zimerson E, et al. Simultaneous patch testing with fragrance mix I, fragrance mix II and their ingredients in southern Sweden between 2009 and 2015. Contact Dermatitis. 2017;77:280-7.
46. Engfeldt M, Hagvall L, Isaksson M, et al. Patch testing with hydroxyisohexyl 3-cyclohexene carboxaldehyde (HICC) – a multicentre study of the Swedish Contact Dermatitis Research Group. Contact Dermatitis. 2017;76:34-9.
47. Ung CY, White JML, White IR, et al. Patch testing with the European baseline series fragrance markers: a 2016 update. Br J Dermatol. 2018;178:776-80.
48. Mann J, McFadden JP, White JM, et al. Baseline series fragrance markers fail to predict contact allergy. Contact Dermatitis. 2014;70(5):276-81.
49. Uter W, Geier J, Schnuch A, et al. Patch test results with patients' own perfumes, deodorants and shaving lotions: results of the IVDK 1998–2002. J Eur Acad Dermatol Venereol. 2007;21:374-9.
50. Svedman C, Engfeldt M, Api AM, et al. A pilot study aimed at finding a suitable eugenol concentration for a leave-on product for use in a repeated open application test. Contact Dermatitis. 2012; 66(3):137-9.

9.3 Conservantes

Paulo Eduardo Silva Belluco
Fabíola da Silva Maciel Azevedo

Introdução

Conservantes são substâncias naturais ou sintéticas usualmente incorporadas na maioria dos cosméticos e produtos domésticos, farmacêuticos e industriais para prevenir suas decomposições pelo crescimento microbiano ou por alterações químicas indesejáveis.[1] A presença de água e nutrientes pode levar a contaminação microbiana nesses produtos. Um conservante difere de antibióticos, que tem alvos bacterianos seletivos, por prevenir o crescimento microbiano através de uma variedade de alvos, portanto tem não somente ação antibacteriana, mas também antifúngica e, ocasionalmente, atividade antiviral.[2] A parte de seus efeitos antimicrobianos, alguns conservantes agem como antioxidantes. Por isso, esses componentes são agentes indispensáveis que podem prolongar a vida útil e o período do uso dos produtos e prevenir infecções decorrentes do seu uso.[1] Os conservantes são classicamente classificados no grupo dos liberadores de formaldeído e no grupo dos não liberadores de formaldeído. No primeiro grupo, se enquadra o próprio formaldeído, bem como quaternium-15, bronopol, imidazolidinil ureia e diazolidinil ureia. No segundo grupo, os principais são o iodopropinilbutilcarbamato, metilisotiazolinona isolada (MI) e sua associação com metilcloroisotiazolinona (MCI/MI), parabenos, metildibromoglutaronitrilo (MBGN) associado ou não ao fenoxietanol, timerosal e cloreto de benzalcônio.

Infelizmente, muitos dos conservantes têm sido largamente reconhecidos como importantes sensibilizantes cutâneos e constituem em causas comuns tanto de dermatite contato ocupacional quanto não ocupacional. Seu impacto é devido não somente a seu potencial sensibilizante, mas também a sua ampla fonte de exposição. Além disso, devido a usa grande utilização na vida diária, o tratamento de pacientes sensibilizados a esses componentes é desafiador, da mesma forma que evitar o alérgeno pode ser muito difícil de se conseguir.[1] Nos últimos anos, diversos estudos alertaram, inclusive no Brasil, sobre uma verdadeira pandemia em relação à crescente sensibilização ao conservante metilisotiazolinona.[3]

Recente, publicação realizada pelo *North American Contact Dermatitis Group* (NACDG) levantou 50.799 testes de contato realizados de 1994 até 2016. As reações mais frequentes, dentre os conservantes, foram à MI (0,2% aquosa) com 12,2% de positividade, formaldeído (1% ou 2% aquoso) com 7,8%, quaternium-15 (2% em vaselina) com 7,7% e MBGN/fenoxietanol (2% vaselina) com 5,1%. Nesse mesmo trabalho foi feito análise retrospectiva transversal cruzada, dividindo os pacientes em 2 subgrupos: naqueles com ao menos 1 teste de contato positivo a conservantes e naqueles com teste de contato positivo somente a alérgenos que não fossem conservantes. No subgrupo de pacientes com teste positivo a conservantes, foi mais provavelmente ser em homens, pessoas acima de 40 anos e ter envolvimento das mãos. Com relação a ocorrer mais tardiamente, especula-se que seja devido a exposição ambiental repetida e maior suscetibilidade relacionada a idade. Não é surpresa o encontro que a dermatite de mãos seja mais comum em pacientes positivos a conservantes em relação às sensíveis a outras substâncias, dado a ampla exposição das mãos a produtos. A maior prevalência no sexo masculino pode ser devido ao fato de que as pacientes do sexo feminino terem um maior número de resultados positivos a outros alérgenos não conservantes ou poderia ser relacionado a diferenças na exposição ocupacional, hobbies ou outros fatores.[4]

Outro aspecto importante é avaliar a prevalência de conservantes em produtos de uso pessoal e domiciliar. O *Contact Allergen Management Program* (CAMP) é um banco de dados da Sociedade Americana de Dermatite de Contato (ACDS), que contém informações completas de quase 5.000 produtos comuns. Estudo realizado envolveu mapear a presença de conservantes em todos os produtos CAMP para determinar a prevalência dessas substâncias. Fenoxietanol, com 23,9%, e parabenos, com 20,75%, foram os conservantes mais comuns. Esses dois elementos, por serem bastante utilizados e terem fraco poder sensibilizante, fazem deles os conservantes preferenciais. MI foi encontrado em 12,9% dos produtos, mais comumente em xampus e condicionadores e produtos de uso doméstico. Substâncias como MI e MCI/MI, que são também muito usados e relacionam-se a alta incidência de dermatite alérgica de contato, são a maior preocupação nos casos de alergia ao grupo dos conservantes.[5]

Tipos de Conservantes

▪ Formaldeído

Formaldeído é um sensibilizante de contato bem conhecido tanto em produtos ao consumidor e no campo ocupacional, e está entre os conservantes mais problemáticos.[1] É usado como um conservante em produtos de limpeza, cosméticos (por exemplo, xampus e sabonetes) e medicamentos tópicos.[6] Baseado na história do paciente, é difícil se suspeitar de alergia de contato a formaldeído porque é muito comum no ambiente. Assim, é também difícil curar completamente dermatite alérgica de contato causada por formaldeído, porque é quase impossível se evitar totalmente a exposição a produtos que o contenham.[7] Exposição ocupacional ocorre em operadores de máquinas, profissionais da saúde e pintores. Alergia ao formaldeído frequentemente se manifesta como dermatite crônica de mãos e/ou dermatite generalizada.[2] No Brasil, embora proibido pela Agência Nacional de Vigilância Sanitária (ANVISA) como um alisante de cabelo, ainda é usado de modo informal, em concentrações desconhecidas.[6]

De acordo com o último levantamento do NACDG, referente a 2017-2018, a prevalência de sensibilidade ao formaldeído dentre os testados foi de 7,4%, sendo o sexto alérgeno mais comum.[8] Já a avaliação atual na Europa mostrou sensibilidade bem menor de aproximadamente 2%.[9] Por outro lado, em recente estudo brasileiro utilizando a bateria latino-americana a positividade atingiu o valor de 4,8%.[10]

Para otimizar prevenção da dermatite alérgica de contato, o estabelecimento de alergia de contato a formaldeído avaliado por um completo teste de contato é importante.[7] A concentração recomendada do formaldeído numa bateria padrão de teste de contato tem sido discutido por décadas e tem gradualmente sido reduzido de 4% para 1%. No entanto, estudos clínicos mais recentes têm mostrado que teste de contato com formaldeído a 2% detecta significativamente mais casos do que formaldeído a 1%.[7,11] Micropipeta é recomendada para ser rotineiramente usada para dosar líquidos nas soluções dos testes. A dose ótima para contensores com câmaras de 8 mm é de 15 microlitros.[7]

Nos últimos anos, devido à publicidade negativa do seu potencial efeito carcinogênico, o uso do formaldeído como um conservante tem diminuído e tem sido progressivamente trocado por outros compostos como os liberadores de formaldeído.[1] Uma reação alérgica pode ser causada pela molécula inteira de um liberador de formaldeído ou pelo formaldeído liberado.[11] Pacientes sensibilizados a formaldeído deveriam evitá-lo e a todos os liberadores de formaldeído, com exceção do bronopol (considerado o mais fraco liberador).[12]

Liberadores de formaldeído

Se um paciente está sensibilizado a apenas um liberador, especialmente quando se trata de um liberador fraco, como o bronopol ou imidazolidinil ureia, e não ao formaldeído, acredita-se então que a alergia de contato foi mais provavelmente induzida pelo próprio liberador, e não se relaciona ao formaldeído, consequentemente somente esse liberador em particular deveria então ser evitado. Entretanto, se um paciente está sensibilizado a dois ou mais liberadores, é plausível pensar que o sensibilizante comum é mais provavelmente o formaldeído e nessa situação, formaldeído e todos os liberadores deveriam ser evitados. Uma exceção a essa regra poderia ser um paciente sensibilizado tanto a imidazolidinil e diazolidinil ureia, porque isso poderia refletir em produtos de degradação comuns, independente do formaldeído ou de outros liberadores.[12]

- Quaternium-15

É um sal de amônio quaternário que foi usado como conservante em muitos cosméticos, sabonetes líquidos, hidratantes, maquiagem para os olhos, cremes de barbear e produtos de limpeza.[13] Dermatite alérgica de contato a quaternium-15 é uma causa importante e comum de dermatite facial, de mãos e vulvar. De modo ocupacional é um importante alérgeno em cabeleireiros e esteticistas.[14]

É bem conhecido de vários estudos que pode causar alergia de contato. Recente publicação italiana mostrou que a frequência de sensibilização a quaternium-15 foi de 0,49%. Pacientes sensibilizados a ele eram significativamente mais jovens do que os não sensibilizados e mulheres estavam mais sensibilizadas do que os homens.[13] Sensibilização a quaternium-15 é muito maior nos Estados Unidos atingindo 3,4%.[8] A maior prevalência de sensibilização pode estar relacionada ao dobro da concentração usada no teste de contato com a substância (2% em vaselina nos Estados Unidos e 1% na Europa), mas também a uma possível maior exposição ao produto em cosméticos por diferenças nas medidas regulatórias entre os americanos e os europeus.[13] No Brasil, tanto a bateria padrão brasileira quanto a latinoamericana, utilizam quaternium-15 a 1% em vaselina.

Pacientes alérgicos a quaternium-15 deverão evitar adicionalmente a metenamina, produto usado como antisséptico urinário.[14]

- Bronopol

O 2-bromo-2-nitropropano-1,3-diol (bronopol) é usado em cosméticos, medicamentos tópicos, detergentes, tintas e colas, bem como numa variedade de produtos químicos industriais.[12] Dermatite alérgica de contato habitualmente se apresenta em face e/ou mãos. Reações positivas são usualmente de relevância clínica. Reações irritativas no teste de contato são incomuns. Doença ocupacional é vista em profissionais de salão de beleza, profissionais da saúde, agricultores, pintores, trabalhadores de fábricas de papel, dentre outros.[15]

A sensibilidade ao bronopol na população americana submetida a teste de contato foi de 1,5%,[8] mas dentre aqueles com alergia a lenços umedecidos, bronopol é responsável por 27,4% das reações positivas.[16] Estudo no Brasil avaliando pacientes especificamente com dermatite alérgica de contato a cosméticos observou-se uma positividade de 1,7% nesses casos.[6] No Brasil, o bronopol encontra-se na bateria de cosméticos na concentração de 0,5% em vaselina.

Reatividade concomitante com formaldeído é menos comum comparado com outros agentes liberadores, como o quaternium-15, porque o bronopol libera menores níveis de formaldeído em comparação aos demais.[15]

- Diazolidinil ureia

Pode estar presente em detergentes, medicamentos tópicos (p. ex., cremes de corticosteroides) e, em menor extensão, em produtos ocupacionais.[12] Diazolidinil ureia é achado em 2,93% dos cosméticos nos Estados Unidos, em concentrações variando entre 0,1% e 0,5%.[5]

Diazolidinil ureia é considerado um conservante mais efetivo do que imidazolidinil ureia e um sensibilizante mais potente.[12] Novamente, nos Estados Unidos, o índice de sensibilização é maior do que na Europa, atingindo 1,3%.[8] Em estudo multicêntrico prospectivo espanhol essa substância foi o alérgeno de contato mais prevalente dentre os liberadores de formaldeído com 0,58% de positividade. Por isso, esses autores concluem que a frequência de sensibilidade aos liberadores de formaldeído foi baixa, apesar do seu largo uso.[17] Essa substância está presente na bateria padrão latino-americana a 2% em vaselina, porém, não está na bateria brasileira.

- Imidazolidinil ureia

Também conhecido como Germall 115, é um conservante frequentemente usado em cosméticos. Imidazolidinil ureia é também responsável por um baixo, mas significante, número de casos de dermatite de mãos, em 3,8% dos pacientes. É comumente combinado com parabenos devido a sua fraca atividade antifúngica.[18] Tem uma baixa prevalência de sensibilização nos Estados Unidos (0,7%) com uma tendência de queda.[8] Na Europa, o índice de prevalência é ainda menor com 0,47% de positividade, mas tem permanecido estável.[9,18] No Brasil, se observando testes de contato em portadores de dermatite alérgica de contato a cosméticos encontrou-se 0,9% de resultados positivos a essa substância.[6] Aqui, imidazolidinil ureia está incluída apenas na bateria padrão latino-americana e na bateria de cosméticos, na concentração a 2% em vaselina.

- DMDM hidantoína

Está presente em cosméticos, medicamentos tópicos, colas, tintas e uma ampla variedade de produtos químicos industriais, como herbicidas, óleos de corte e papéis.[12] Nos Estados Unidos, o seu uso como conservante de cosméticos é comum. Estudo científico utilizando o banco de dados CAMP mostrou que 5,87% dos produtos avaliados continham DMDM hidantoína, sendo o mais frequente dentre os liberadores de formaldeído encontrados.[5] Em nosso meio, essa substância não se encontra presente nas baterias padrões brasileira e latinoamericana.

Não liberadores de formaldeído

- Iodopropinilbutinilcarbamato (IPBC)

É um conservante à base de água, pertence à família dos carbamatos. Tem propriedades fungicidas, parasiticidas e antibacterianas. Devido a estas propriedades têm sido usado por anos em tintas à base d'água, fluidos para metais e na indústria madeireira. Desde 1996, foi autorizada sua aplicação nos cosméticos, na concentração de < 1.000 ppm. É utilizado em xampus, loções, cremes, talcos e produtos infantis; tintas e revestimentos e produtos de limpeza doméstica.

Em estudo com 2276 pacientes, foi observado que o IPBC teve baixa reatividade, contrastando com as isotiazolinonas. Apesar de relevante, a reatividade do IPBC ainda não justificaria a sua inclusão na bateria padrão, mas sim na bateria de cosméticos ou para pacientes com úlceras em pernas por insuficiência venosa crônica e naqueles com exposição ocupacional a produtos de uso domiciliar, líquidos de refrigeração, tintas e químicas usadas na indústria madeireira.[19]

Metilcloroisotiazolinona/metilisotiazolinona (MCI/MI) – Kathon CG®

O Kathon CG® é um conservante composto pela associação de MI com MCI, na proporção 3:1, que foi utilizado nos produtos industriais a partir dos anos 1980. São substâncias orgânicas heterocíclicas, com atividade antibacteriana, com espectro de ação amplo e efetivo. No entanto são potentes alérgenos e sensibilizantes por contato. São encontrados em produtos de cosméticos, produtos de higiene pessoal, detergentes, produtos de limpeza, tintas, ceras, selantes, fluidos de corte, fluidos de arrefecimento, produtos de tratamento de animais domésticos, dentre outros.

No ano 2000, MI passou a ser usada isoladamente e, para ter os mesmos efeitos da associação, fez-se necessário o uso de uma concentração maior dela, levando, posteriormente, a uma incidência exorbitante de dermatite de contato alérgica, sendo considerado uma epidemia silenciosa[3] (**Figura 9.3.1A e B**).

A MI foi considerada o alérgeno do ano de 2013 e, com o aumento de relatos de alergia a esta substância, foram feitas restrições a seu uso nos cosméticos em diversas partes do mundo.[3] No Brasil, seguindo a legislação europeia, a ANVISA (Agência Nacional de Vigilância Sanitária) aprovou a redução da concentração máxima de MI para 15 ppm nos produtos *rinse-off*, tendo sido proibido o uso em produtos *leave-on*.[20]

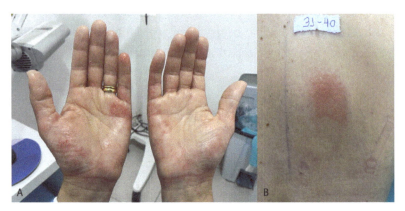

FIGURA 9.3.1. A) Presença de placas eritematosas em ambas as palmas, liquenificadas, descamativas, com fissuras e crostas. B) Visão específica do teste a MI com placa eritematosa com vesículas coalescentes (+++).
Fonte: arquivo pessoal do autor.

É importante destacar que o teste de contato pode não positivar, caso o paciente seja alérgico apenas para MI, sendo necessário fazer o teste isolado para tal substância. Portanto, sugere-se fortemente a adição de MI numa bateria padrão realizada no Brasil.[21,22] É discutido se o aumento dos números de casos de alergia a isotiazolinona é decorrente da ação da MI como sensibilizante primário.[23]

Observou-se uma tendência de melhora em vários países da Europa, com diminuição da positividade e da relevância do resultado dos testes. No entanto, a prevalência não chegará a zero, porque apesar da melhora com o controle da presença do conservante nos cosméticos, há outras formas de contato, como a aerodispersão.[9] Em trabalho americano mostrou-se que a MI é considerada líder entre os conservantes com prevalência de 15,3%.[8] Pesquisa brasileira prospectiva evidenciou positividade a MI em 13,5% dos pacientes testados.[10]

Observou-se que em poucos anos a MI sensibilizou de 1-5% da população. Diante disso, como forma de incrementar a proteção das pessoas nas próximas décadas, há a necessidade de que os rótulos contenham os nomes de todas as substâncias presentes nos produtos, fazendo assim a prevenção secundária para a alergia de contato.[9]

Metildibromoglutaronitrilo (MDBGN)/Fenoxietanol (FE) – Euxyl K400®

O Euxyl K400® é utilizado em cosméticos, medicamentos de uso tópico, produtos de higiene, detergentes, gel de ultrassom, tintas, colas, adesivos e fluídos de corte. Tem ação biocida para bactérias, fungos e leveduras. É formado por dois componentes ativos: MDBGN e FE, na proporção 1:4. O MDBGN é a principal fonte de sensibilização desse produto.[24]

Em 1985, foi introduzido na Europa e, em 1990, nos Estados Unidos, visando substituir outros conservantes, principalmente a MCI e MI. O primeiro relato de alergia foi feito em 1988. Em 2003, a Comissão Europeia determinou a retirada do MDBGN dos produtos *leave-on* e, em 2007, dos produtos *rinse-off*. No entanto, essa regulação somente ocorreu para os cosméticos, seguindo o uso em outros produtos industrializados. Nos Estados unidos, seu uso em produtos *leave-on* é de 0,025% e nos *rinse-off* é de 0.06%.[1]

O FE tem ação anitibacteriana e é usado como estabilizador nas fragrâncias. Tem ação principalmente contra bactérias Gram-negativas, mas tem seu espectro de ação aumentado quando em associação com caprilil glicol, ácido sórbico/sorbato de potássio ou EDTA. É muito estável e não depende de pH.

Por mais que as quantidades de FE usadas em cosméticos sejam baixas (geralmente não ultrapassam 1%), é importante destacar que a pele receberá o ingrediente inúmeras vezes ao dia, visto que ele está presente numa grande quantidade dos cosméticos atuais, pois passou a ser uma alternativa para os conservantes tradicionais.

Timerosal (tiosalicilato etilmercúrio de sódio)

É um derivado mercurial orgânico, composto de dois radicais, o mercurial orgânico e o tiossalicilato. Tem ação desinfetante e conservante, sendo utilizado na conservação e limpeza de lentes de contato e soluções oftalmológicas, vacinas multidoses e tintas para tatuagem. Foi utilizado por muito tempo como antisséptico, havendo, devido a isso, inúmeras pessoas sensibilizadas.

Embora os dois componentes do timerosal possam causar reações alérgicas, o mercúrio normalmente age como o determinante alergênico. No entanto, uma pessoa alérgica ao timerosal não necessariamente vai ser alérgica a outras substâncias mercuriais ou ao tiossalicilato podendo, também, ser somente positiva ao tiossalicilato e negativa para o mercúrio. Uma observação importante é que o tiossalicilato também é um irritante primário.

Há a descrição de reação cruzada com piroxicam (fotoalergia), sendo indicada a substituição desse por tenoxicam.

Em 1997, o Food and Drug Administration (FDA) enfatizou o fato de que não há evidência de que o timerosal presente nas vacinas causassem reações alérgicas, mas sim a um aumento da sensibilidade no sítio de aplicação.

Estudo realizado na Universidade Federal de Minas Gerais demonstrou que 15,8% dos indivíduos testados foram positivos para timerosal, porém, sem significância clínica.[25]

Em 2002, o timerosal foi eleito o "alérgeno do ano", logo em seguida, passou a ser o "não alérgeno do ano", devido os resultados dos testes não terem tido relevância clínica. Diante disso, foi proposta a retirada do timerosal da bateria padrão americana de teste de contato.

Cloreto de benzalcônio (CB)

É um amônio quaternário, detergente catiônico e conservante, com características de ser um composto bipolar altamente hidrossolúvel e com propriedades surfactantes,[26] tem difusão limitada na pele sadia.[27] Tem ação desinfetante e antimicrobiana, não atuando contra pseudomonas. Atua como detergente intrínseco, fazendo a dissolução da parede celular e de suas membranas. Tem espectro de ação principalmente para bactérias Gram-positivas.

O CB é muito utilizado em produtos como sabões, cosméticos, produtos de limpeza, preparações farmacêuticas (soluções oftalmológicas, *sprays* nasais e agentes de limpeza), desinfetantes e espermicidas. Sensibiliza principalmente profissionais de saúde pela exposição a antissépticos pré-operatórios e produtos utilizados em queimaduras e feridas. Pode fazer reação cruzada com metassulfato de behentrimônio, diestearoil-etildimônio, cloreto de cetrimônio (cetrimida) e cloreto de benzetônio.[27]

A substância é um alérgeno de importância crescente, com manifestações clínicas bem evidentes e com ação irritante baixa.[28] Relato de caso veio corroborar com o estudo anterior, uma vez que mostra paciente que teve como resultado do teste de contato, uma reação positiva forte e apresentou reação à distância, manifestando hiperemia conjuntival e edema de pálpebra.[26]

Referências Bibliográficas

1. Deza G, Giménez-Arnau AM. Allergic contact dermatitis in preservatives: current standing and future options. Curr Opin Allergy Clin Immunol [Internet]. 2017 Aug;17(4):263–8. Available from: https://journals.lww.com/00130832-201708000-00007.
2. Hughes OB, Maderal AD, Tosti A. Preservative Sensitization – Safety With and Safety Without. Curr Treat Options Allergy [Internet]. 2016 Dec 8;3(4):345–58. Available from: http://link.springer.com/10.1007/s40521-016-0102-4.
3. Belluco PES, Giavina-Bianchi P. Dermatite de contato à metilisotiazolinona – estamos atentos a essa epidemia? Brazilian J Allergy Immunol [Internet]. 2019;3(2):139-42. Available from: http://www.bjai.org.br/detalhe_artigo.asp?id=981.
4. Atwater AR, Petty AJ, Liu B, Green CL, Silverberg JI, DeKoven JG, et al. Contact dermatitis associated with preservatives: Retrospective analysis of North American Contact Dermatitis Group data, 1994 through 2016. J Am Acad Dermatol [Internet]. 2021 Apr;84(4):965–76. Available from: https://linkinghub.elsevier.com/retrieve/pii/S0190962220322593.
5. Beene KM, Scheman A, Severson D, Reeder MJ. Prevalence of Preservatives Across All Product Types in the Contact Allergen Management Program. Dermatitis [Internet]. 2017 Jan;28(1):81–7. Available from: https://journals.lww.com/01206501-201701000-00012.
6. Hafner MFS, Rodrigues AC, Lazzarini R. Allergic contact dermatitis to cosmetics: retrospective analysis of a population subjected to patch tests between 2004 and 2017. An Bras Dermatol [Internet]. 2020 Nov;95(6):696-701. Available from: https://linkinghub.elsevier.com/retrieve/pii/S0365059620302294.
7. Isaksson M, Ale I, Andersen KE, Goh C-L, Goossens A, Jerajani H, et al. Patch Testing With Formaldehyde 2.0% (0.60 mg/cm2) Detects More Contact Allergy to Formaldehyde Than 1.0%. Dermatitis [Internet]. 2019 Nov;30(6):342-6. Available from: https://journals.lww.com/10.1097/DER.0000000000000510.

8. DeKoven JG, Silverberg JI, Warshaw EM, Atwater AR, Reeder MJ, Sasseville D, et al. North American Contact Dermatitis Group Patch Test Results: 2017-2018. Dermatitis [Internet]. 2021 Mar;32(2):111-23. Available from: https://journals.lww.com/10.1097/DER.0000000000000729.
9. Uter W, Bauer A, Belloni Fortina A, Bircher AJ, Brans R, Buhl T, et al. Patch test results with the European baseline series and additions thereof in the ESSCA network, 2015-2018. Contact Dermatitis [Internet]. 2021 Feb 7;84(2):109-20.
10. Belluco PES, Giavina-Bianchi P, Belluco RZF, Novaes MRCG, Reis CMS. Prospective study of consecutive patch testing in patients with contact dermatitis using an adapted Latin American baseline series. Eur Ann Allergy Clin Immunol. 2022 Mar;(online first).
11. Fasth IM, Ulrich NH, Johansen JD. Ten-year trends in contact allergy to formaldehyde and formaldehyde-releasers. Contact Dermatitis [Internet]. 2018 Nov;79(5):263-9.
12. Aerts O, Goossens A. Contact Allergy to Preservatives. In: Contact Dermatitis [Internet]. Cham: Springer International Publishing; 2021. p. 835–76.
13. Larese Filon F, Miani A, Corradin MT, Belloni Fortina A, Mauro M. Quaternium-15 sensitization in the north-east of Italy, trend from 1996 to 2016 and occupational role. J Eur Acad Dermatology Venereol [Internet]. 2020 Jul 13;34(7).
14. McFadden J, Puangpet P, Pongpairoj K, Thaiwat S, Lee SX. Quaternium-15. In: Common Contact Allergens: A Practical Guide to Detecting Contact Dermatitis [Internet]. First Edit. John Wiley & Sons Ltd; 2020. p. 187-9.
15. McFadden J, Puangpet P, Pongpairoj K, Thaiwat S, Lee SS. Contents C. 2-Bromo-2-nitropropane-1,3-diol. In: Common Contact Allergens: A Practical Guide to Detecting Contact Dermatitis [Internet]. 1. ed. John Wiley & Sons Ltd., 2020. p. 197-200.
16. Aschenbeck KA, Warshaw EM. Allergenic Ingredients in Personal Hygiene Wet Wipes. Dermatitis [Internet]. 2017 Sep;28(5):317-22.
17. Sanz-Sánchez T, García PM, Silvestre Salvador JF, Mendaza FH, Guijarro SC, Pérez RG, et al. Contact allergy to formaldehyde releasers. Prospective multicenter study. Contact Dermatitis [Internet]. 2020 Mar 5;82(3):173-5.
18. Yim E, Baquerizo Nole KL, Tosti A. Contact Dermatitis Caused by Preservatives. Dermatitis [Internet]. 2014 Sep;25(5):215-31.
19. Batista M, Morgado F, Gonçalo M. Patch test reactivity to iodopropynyl butylcarbamate in consecutive patients during a period of 7 years. Contact Dermatitis [Internet]. 2019 Jul 4;81(1):54-5.
20. Belluco PES. Enfim, uma boa notícia... Arq Asma Alerg e Imunol Alerg e Imunol [Internet]. 2020;4(4):491-3. Available from: http://aaai-asbai.org.br/detalhe_artigo.asp?id=1151.

21. Scherrer MAR, Rocha VB, Andrade ARC. Contact dermatitis to methylisothiazolinone. An Bras Dermatol [Internet]. 2015 Dec;90(6):912-4. Available from: http://www.scielo.br/scielo.php?script=sci_arttext&pid=S0365-05962015000600912&lng=en&tlng=en.
22. Azevedo FSM, Belluco PES, Reis C. Dermatite Alérgica de Contato à Metilisotiazolinona. Rev Med Saúde Brasília [Internet]. 2020;9(2):156-61. Available from: https://portalrevistas.ucb.br/index.php/rmsbr/article/view/12058.
23. Zirwas MJ, Hamann D, Warshaw EM, Maibach HI, Taylor JS, Sasseville D, et al. Epidemic of Isothiazolinone Allergy in North America: Prevalence Data From the North American Contact Dermatitis Group, 2013-2014. Dermatitis [Internet]. 2017 May;28(3):204-9. Available from: https://journals.lww.com/01206501-201705000-00005.
24. Tan A, Silverberg JI. Preservatives and Vehicles in Cosmetics and Toiletries. In: Fisher's Contact Dermatitis. 2019. p. 703-899.
25. Rocha VB, Scherrer MAR. Thimerosal: current sources of contact in Brazil. An Bras Dermatol [Internet]. 2014 Apr;89(2):376-8. Available from: http://www.scielo.br/scielo.php?script=sci_arttext&pid=S0365-05962014000200376&lng=en&tlng=en.
26. Pereira ARF, Kalil J, Grecco O. Dermatite de contato por cloreto de benzalcônio. Arq Asma, Alerg e Imunol [Internet]. 2018;2(1).
27. Isaac J, Scheinman PL. Benzalkonium Chloride: An Irritant and Sensitizer. Dermatitis [Internet]. 2017 Nov;28(6):346-52.
28. Wentworth AB, Yiannias JA, Davis MDP, Killian JM. Benzalkonium Chloride. Dermatitis [Internet]. 2016 Jan;27(1):14-20. Available from: https://journals.lww.com/01206501-201601000-00005.

9.4 Borracha

Ana Carolina de Oliveira Martins

A borracha é uma substância orgânica, obtida a partir de fontes naturais ou sintetizada artificialmente, que tem as propriedades de extensibilidade, elasticidade e durabilidade.[1] Está presente nas nossas vidas nas mais variadas aplicações e constitui importante agente de dermatite de contato.[2]

Os principais alérgenos da borracha são o látex de borracha natural líquido (LBN) que provoca hipersensibilidade do tipo I e os aditivos químicos, como vulcanizadores, antioxidantes e aceleradores que são adicionados tanto em borracha natural como sintética, nos quais desencadeiam hipersensibilidade do tipo IV.[2]

Aplicações da Borracha

As principais aplicações da borracha estão descritas no **Quadro 9.4.1**, bem como os principais sítios de exposição a dermatite de contato com suas respectivas correspondências no corpo humano estão ilustrados na **Figura 9.4.1**.[3]

QUADRO 9.4.1. Principais aplicações da borracha

Aplicações	Exemplos
Médico	Luvas de proteção, protetores de dedo, cateteres, tubos, rolha, selos, talas, curativos para feridas, bandagens, preservativos, bolsa de água quente, implantes (principalmente silicone)
Laboratório	Luvas de proteção, pipeta, rolha
Construção	Material do cabo, garras de borracha de ferramentas, vedação, isolamento, mangueiras, baldes
Produção e reparo (veículo)	Pneus, cabos de borracha para ferramentas, cabos, isolamento
Limpeza	Luvas, esponja de borracha, mangueiras
Doméstico	Elásticos, capas de telefones celulares, utensílios de cozinha, moldes para bolos e cubos de gelo (principalmente de silicone)
Esporte	Bolas, esteiras, pisos, cabos de instrumentos esportivos, equipamentos de mergulho e roupas de mergulho, óculos de natação
Confecções	Sutiãs, cós de calças, punhos, meias, suspensórios, pulseiras
Sapatos	Sapatos esportivos, botas de borracha, solas de sapato
Brinquedos e artigos infantis	Bonecos, patinhos, bolas, borrachas, balanços, chupetas, suprimentos para artesanato (por exemplo, para fazer pulseiras (principalmente silicone)

Fonte: Johansen J, et al.[4]

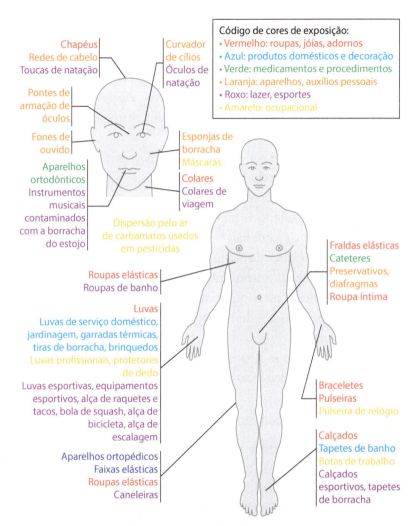

FIGURA 9.4.1. Principais sítios de exposição a dermatite de contato com suas respectivas correspondências no corpo humano.[3]

Principais Aditivos da Borracha[5]

A necessidade de materiais sintéticos de borracha estimulou novas pesquisas, levando à criação de uma grande variedade de borracha sintética. O estireno-butadieno é o principal polímero da borracha sintética. Hoje, a borracha sintética corresponde à grande maioria da borracha comercializada.[6]

Devido à falta de padronização e rotulagem é difícil saber se o produto possui borracha natural ou sintética na sua constituição, podendo haver borracha natural e sintética num mesmo produto. A sobreposição existente entre ingredientes em "borracha" e "plástico" complica ainda mais a questão.[6]

Há relatos de casos de dermatite à distância, sem contato direto, como dermatite facial, surpreendentemente frequente em pacientes com alergia à borracha e frequentemente causada pela contaminação da borracha por exposição indireta ou aerotransportada a aceleradores de borracha.[7]

Vale ressaltar que alguns dos aditivos aqui descritos também podem ser encontrados como adjuvantes da borracha natural.

▪ Tiurams e Ditiocarbamatos

Tiuram é o acelerador que possui maior frequência de reconhecimento nos testes, sendo considerado o principal responsável pelos casos de hipersensibilidade ocupacional.[8]

Dentre os tiurams utilizados industrialmente, podemos destacar o monossulfeto de tetrametiltiuram (TMTM), o dissulfeto de tetrametiltiuram (TMTD), o dissulfeto de tetraetiltiuram (TETD) e o dissulfeto de dipentametilenotiuram (DPTD). Eles são encontrados tanto em materiais de borracha (luvas de proteção, pneus, mangueiras, anéis de vedação, roupas, etc.), como em pesticidas, fungicidas, germicidas, inseticidas, repelentes de insetos e conservantes (madeira, tintas, graxas etc.).[9]

O TETD é o principal componente do dissulfiram, medicamento utilizado no tratamento do alcoolismo e pode exibir reação cruzada com o TMTD.[9]

Os Ditiocarbamatos, historicamente utilizados em pesticidas e fungicidas, tiveram um aumento de sua utilização nos últimos anos como produto químico de borracha substituindo os tiurams. São utilizados em luvas de proteção especialmente de nitrila, produtos médicos, preservativos, botas de borracha, ferramentas cobertas de borracha, vedações, isolamento de cabos.[9]

Um exemplo frequente de reações aos tiurams e aos ditiocarbamatos pode ser encontrado em trabalhadores que atuam na produção de borracha ou em indústrias onde há contato inevitável com produtos de forma de borracha (linhas de montagem, pneus, mangueiras), além dos que trabalham com agricultura e jardinagem, bem como na produção e o processamento de pesticidas e fungicidas.[9]

Não parece importar se tiuram ou ditiocarbamatos são utilizados na produção de artigos de borracha: em ambos os casos, um paciente sensibilizado geralmente apresenta reações alérgicas ao(s) tiuram(s) e, se a alergia de contato for de alto grau, também para o(s) ditiocarbamato(s).[10]

A mistura de tiuram (Tiuram Mix) que está incluída na série de linhas de base europeias e disponível no Brasil, continua sendo um bom marcador de sensibilidade para aceleradores de vulcanização tiurams e ditiocarbamatos. Podemos também encontrar a mistura de carba (carba mix) que contém dietilcarbamato de zinco (zinc diethyldithiocarbamate) 1%, dibutilcarbamato de zinco (zinc dibutyldithiocarbamate) 1%, 1,3-difenilguanidina (1,3-diphenylguanidine) 1%. Essa mistura é considerada um teste de triagem não confiável, pois exibe grande ocorrência de reações falso-positivas.[11] Não é mais utilizada na Europa e Japão. Porém, nos Estados Unidos é considerada importante a testagem de carba mix e tiuram mix.[12]

Para pacientes sensibilizados a tiurams e/ou ditiocarbamatos, pode ser difícil encontrar luvas de proteção elásticas adequadas para exposições específicas (por exemplo, solventes) em limpeza, construção ou indústrias químicas.[4]

No caso individual, as seguintes áreas ocupacionais podem ser excluídas das opções de trabalho em um paciente se nenhum material de luva alternativo puder ser encontrado: produção e processamento de borracha, manuseio de isolamento, vedação, tubos, pneus, cabos, agricultura e floricultura, construção, limpeza, indústria química.[4]

▪ Guanidinas

As guanidinas são bastante utilizadas em luvas sintéticas cirúrgicas principalmente poli-isopreno substituindo o látex. A prevalência de resultados de *patch* positivos para 1,3-difenilguanidina tem aumentado nos últimos anos. Existem estudos nos quais o alérgeno identificado com maior frequência foi a 1,3-difenilguanidina, muito à frente dos tiurams, que são descritos como os aceleradores mais sensibilizantes, contrariando estudos anteriores que atribuíam as reações a 1,3 difenilguadinida apenas como irritativas. O suor e os antissépticos aumentam a concentração de 1,3 difenilguanidina nas luvas. A 1,3-difenilguanidina está incluída na série carba mix, porém vários pacientes alérgicos a 1,3-difenilguanidina não reagem à mistura, mas reagem à 1,3-difenilguadidina separadamente.[13,14]

Há forte recomendação que a 1,3-difenilguanidina seja adicionada à bateria padrão do *patch test* separadamente da mistura carba mix.[13,14]

▪ Tiazóis

Os tiazóis são derivados dos benzotiazóis e formam compostos com sulfenamidas. Os tiazóis mais amplamente utilizados são 2-mercaptobenzotiazol (MBT), dissulfeto de dibenzotiazila (MBTS) e N-ciclohexil-2-benzotiazil sulfenamida (CBS), N-terc-butil-2-benzotiazil sulfenamida (TBBS) e 2-(4-morfolinil mercapto) benzotiazol (MOR, MBS; MMBT). Dentre esses, o MBT possui a maior expressão. Seu uso aumentou em luvas durante a última década e o MBT continua sendo o acelerador mais utilizado na borracha industrial.[6]

Seu uso é variado desde de luvas de proteção, solas de sapato, pneus, borracha industrial, colas (à base de neoprene), a anticongelantes, sistemas de refrigeração, automotivos, fluidos/graxas de corte, detergentes (granulados e comprimidos), tintas, fungicidas, pesticidas, germicidas, medicamentos veterinários, indústrias de couro e calçados. Os trabalhadores de indústrias de processamento de couro, produção de calçados e borracha são os mais afetados.[9] A sensibilização pelo MBT está principalmente associada com dermatite de contato alérgica (DAC) dos pés.[15]

Os derivados de MBT são metabolizados ou de outra forma convertidos em MBT na pele. Pode-se demonstrar que o MBT é o alérgeno responsável na alergia de contato aos derivados do MBT. No entanto, por meio do *patch test* apenas com MBT, aproximadamente um quarto dos pacientes em questão não seria detectado. Uma vez que uma alta taxa de resultados falsos-negativos foi repetidamente demonstrada ao testar com a mistura ou apenas MBT, recomenda se que o teste de contato seja realizado em paralelo com a mistura de mercapto e com MBT separadamente.[4]

Há também um novo alérgeno da borracha identificado, o sulfeto de dimetiltiocarbamilbenzotiazol (DMTBS) formado durante o processo de vulcanização. Derivados de tiuram reagem com mercaptobenzotiazóis e formam o DMTBS. Esse alérgeno está envolvido na dermatite de calçados. Ele não é detectado nas séries padronizadas de borracha e sapatos, podendo ser responsável por alergias a sapato com testes padronizados negativos. Estudos têm sido direcionados para que o DMTBS seja incluído nas séries padronizadas.[16]

Recomendações para o uso de calçados por pacientes alérgicos a tiazóis

Recomenda-se utilizar mocassins inteiramente feitos de couro, sem sola interna ou externa. Sapatos 100% couro. Outras dicas incluem utilizar palmilhas de cortiça e descartar meias contaminadas que, de outra forma, poderiam perpetuar a dermatite.[17]

▪ Tiureias

As tiureias são utilizadas como aceleradores e antioxidantes na fabricação de borracha, principalmente o neoprene e as borrachas de espuma. Elas também são utilizadas como fixadores em papel fotográfico e fotocópia. As tiureias são raramente utilizadas como aceleradores em luvas de proteção de borracha. Seus principais subprodutos são a dietiltioureia (DETU), a dibutiltioureia (DBTU) difeniltiureia (DPTU) e a etilenotioureia (ETU).[18]

As fontes de reações positivas ao teste de contato mais frequentemente relatadas têm sido sapatos e dispositivos médicos. Dermatite de contato alérgica a tiureias foi ocasionalmente observada devido à exposição à borracha, especialmente neoprene (por exemplo, roupas de mergulho, outros equipamentos esportivos). Ela é encontrada também em revestimentos termoplásticos, produtos ortopédicos, anticorrosivos, antioxidantes, detergente ácido, produtos de limpeza, removedores de tinta/cola, fungicidas, pesticidas, adesivos/fitas de PVC.[14]

Os trabalhadores na produção de borracha, indústrias produtivas com contato inevitável com produtos contendo toureia também são suscetíveis à sensibilização pelo contato com este acelerador.[9]

Em estudos experimentais a tiureia, por si só, foi classificada como um sensibilizador fraco, mas a 37 °C o DETU pode ser continuamente degradado em isotiocianato de etila (ETIC), um forte sensibilizador e responder por dermatite alérgica de contato grave induzida por borracha de neoprene.[19]

Uma característica única da alergia à tiureia é que os pacientes com esta alergia parecem ter uma propensão a desenvolver dermatite papular e vesicular em locais distantes de contato direto da pele com o artigo.[19]

Existem vários compostos de tiureia que podem ser utilizados no neoprene, portanto, um indivíduo tem o potencial de reagir a um ou a vários desses compostos.[20] E, geralmente, não há reatividade cruzada entre esses compostos, provavelmente devido à falta de semelhança estrutural. Aditivos de neoprene sensibilizantes também podem conter colofônio, resina de p-terc-butilfenol formaldeído, dietilditiocarbamato de zinco, níquel e N-isopropil-N-fenilpfenilenodiamina, dietilditiocarbamato de zinco e1,3-difenilguanidina.[21] Tal fato prejudica a exatidão da rotulagem da composição individual dos produtos de neoprene, dificultando para os pacientes alérgicos saber o que evitar.[20] Portanto, em caso de suspeita de alergia a neoprene, é recomendável o teste de contato com compostos separados de tiuréia, bem como com possíveis aditivos de neoprene. Além do próprio material do paciente, é importante utilizar outras amostras não utilizadas da mesma marca para descartar contaminação.[21]

▪ PPD Mix (Mix da Borracha Preta)

Apesar de não serem considerados como aceleradores, mas como agentes antioxidantes e antiozonantes em produtos de borracha natural ou sintética, os derivados da p-fenilenodiamina (PPD) desempenham um papel importante no desenvolvimento de sensibilização. Eles são os agentes responsáveis por conferir a cor preta à borracha industrial; por exemplo, em pneus, peças de automóveis, correias de condução, isolamento de cabos, mangueiras, tubos, vedações, máquinas de ordenha, proteção e equipamentos de mergulho. Exposições não ocupacionais são mais raras, podendo ocorrer no contato com bolas de *squash*, cabos de motocicleta, pulseiras de relógio de pulso, moldadores de cílios, suportes ortopédicos e roupas íntimas. Encontramos em grande quantidade em tatuagens de Henna. Reações cruzadas com tintas de tecido e tinturas de cabelo e de pele (Henna).[22]

Entre os derivados de PPD podem ser destacados os compostos n-isopropil-n-fenil-4-fenilenodiamina (IPPD), n-fenil-n-ciclohexl-4-fenilenodiamina (CPPD) componentes do PPD mix disponível no Brasil. O IPPD ainda pode ser testado em separado na série de calçados.[22] Na Europa, o PPD mix não é utilizado na série padrão, é usado somente o IPPD na mesma concentração de 0,1%. IPPD separadamente, pode representar PPD mix pois os componentes deste grupo geram o mesmo tipo de haptenos após a oxidação. Além disso, todos esses haptenos têm o mesmo reativo local e reações cruzadas são esperadas entre esses antioxidantes de borracha.[23]

Embora sejam fortes sensibilizadores, a prevalência de sensibilização aos derivados de fenilenodiamina por contato com a borracha é cada vez mais baixa, provavelmente devido à automação no processo de produção.[24]

Os principais sítios de exposição a dermatite de contato relacionados à borracha preta com suas respectivas correspondências no corpo humano estão ilustrados na **Figura 9.4.1**.

Considerações Finais

A expressão "hipoalergênico" estampada nos rótulos dos produtos de borracha é, por vezes, insuficiente em definir a qual componente da borracha tal produto seria efetivamente hipoalergênico. Geralmente eles são livres de látex de borracha natural, mas contêm aceleradores.

As reações de hipersensibilidade dos tipos I e IV podem coexistir, o que exigirá a realização de ambos os testes disponíveis (*patch test* com produtos químicos de borracha e teste cutâneo/determinação de IgE específica in vitro para latex).[5]

Podem ocorrer resultados inconsistentes entre os resultados do teste de contato de borracha e aqueles com amostras da própria borracha: o teste de contato com materiais com a própria borracha pode ser positivo, enquanto o teste com aceleradores nas séries padronizadas pode ser negativo. O *patch test* com produtos pessoais do paciente junto com séries padronizadas é recomendado para esses casos.[25]

Em contrapartida, um resultado negativo apenas no teste com amostras da própria borracha não exclui a alergia a aceleradores usados durante sua fabricação, de acordo com as informações disponíveis, sendo necessário realizar o teste com séries padronizadas em conjunto.[25]

Em face da positividade do teste de um paciente, se faz necessário esclarecer se essa reação possui real relevância clínica e se há exposição do paciente a ela no ambiente profissional ou privado. Tal conduta é desafiadora ao profissional médico, uma vez que, geralmente, os produtos de borracha não são adequadamente rotulados.[4]

Caso haja relevância clínica da exposição do paciente, o mesmo deve ser informado sobre as possíveis exposições futuras aos produtos químicos que compõem a borracha, bem como em materiais que não sejam de borracha. Neste caso se faz necessário direcioná-lo em busca de fontes de materiais substitutos.[4]

▪ Uso de Luvas

Com relação ao uso de luvas e as recomendações sobre os tipos ideais para cada caso de hipersensibilidade, podemos destacar algumas considerações, a saber:[27]

- O profissional que necessita de luvas para proteção contra produtos químicos deve se atentar para alguns detalhes quando recomendar luvas de PVC. Existem luvas grossas de PVC, sem acelerador de vulcanização e com "proteção contra produtos químicos". Elas são à prova d'água e estão em conformidade com as normas europeias de proteção, porém os usuários devem verificar se elas fornecem proteção contra os produtos químicos utilizados no seu trabalho.[26]

- No campo médico podemos encontrar uma maior variedade de materiais alternativos para luvas, com várias marcas totalmente livres de aceleradores, dentre as quais, inclusive disponíveis no Brasil.[26]
- Alguns sites também se destacam como importantes ferramentas no momento de orientar e direcionar o paciente sobre as opções disponíveis no mercado, a saber:
  - https://www.mapa-pro.com.br/.
  - http://www.bgbau.de/gisbau/service/allergene/allergeneliste-nach-hersteller-1.
  - http://contactallergy.uzleuven.be/ (conteúdo pago).

Referências Bibliográficas

1. Rietschel RL, Fowler JF, Fisher AA. Fisher's Contact Dermatitis. BC Decker, 2008.
2. Dekoven JG, Dekoven BM, Warshaw EM, Mathias CGT, et al. Occupational contact dermatitis: Retrospective analysis of North American Contact Dermatitis Group Data, 2001 to 2016. J Am Acad Dermatol, Mar 19 2021.
3. Rubber. Common Contact Allergens, p. 233-244, 2020/01/02 2020.
4. Johansen J, Lepoittevin JP, Thyssen J. Quick Guide to Contact Dermatitis. 2016.
5. Burkhart C, Schloemer J, Zirwas M. Differentiation of latex allergy from irritant contact dermatitis. Cutis, 96, n. 6, p. 369-71, 401, Dec 2015.
6. Madsen J, Andersen K. Kanerva's Occupational Dermatology. In, 2012. p. 747-53.
7. Schwensen JF, Menne T, Hald M, Johansen JD, et al. Allergic perioral contact dermatitis caused by rubber chemicals during dental treatment. Contact Dermatitis, 74, n. 2, p. 110-111, Feb 2016.
8. Chu C, Marks JG Jr, Flamm A. Occupational Contact Dermatitis: Common Occupational Allergens. Dermatol Clin, 38, n. 3, p. 339-349, Jul 2020.
9. Clemmensen KK, Caroe TK, Thomsen SF, Ebbehoj NE, et al. Two-year follow-up survey of patients with allergic contact dermatitis from an occupational cohort: is the prognosis dependent on the omnipresence of the allergen? Br J Dermatol, 170, n. 5, p. 1100-5, May 2014.

10. Schwensen JF, Menne T, Johansen JD, Thyssen JP. Contact allergy to rubber accelerators remains prevalent: retrospective results from a tertiary clinic suggesting an association with facial dermatitis. J Eur Acad Dermatol Venereol, 30, n. 10, p. 1768-1773, Oct 2016.
11. Aalto-Korte K, Pesonen M. Patterns of simultaneous patch test reactions to thiurams and dithiocarbamates in 164 patients. Contact Dermatitis, 75, n. 6, p. 353-7, Dec 2016.
12. Warshaw EM, Gupta R, Silverberg JI, Maibach HI, et al. Positive Patch Test Reactions to Carba Mix and Thiuram Mix: The North American Contact Dermatitis Group Experience (1994-2016). Dermatitis, 32, n. 3, p. 173-184, May-Jun 01 2021.
13. Dejonckheere G, Herman A, Baeck M. Allergic contact dermatitis caused by synthetic rubber gloves in healthcare workers: Sensitization to 1,3-diphenylguanidine is common. Contact Dermatitis, 81, n. 3, p. 167-173, Sep 2019.
14. Hamnerius N, Svedman C, Bergendorff O, Bjork J, et al. Hand eczema and occupational contact allergies in healthcare workers with a focus on rubber additives. Contact Dermatitis, 79, n. 3, p. 149-156, Sep 2018.
15. Traidl S, Werfel T, Rueff F, Simon D, et al. Patch-test results in patients with suspected contact allergy to shoes: Retrospective IVDK data analysis 2009-2018. Contact Dermatitis, Apr 21 2021.
16. Schuttelaar ML, Meijer JM, Engfeldt M, Lapeere H, et al. Allergic contact dermatitis caused by dimethylthiocarbamylbenzothiazole sulfide (DMTBS) in canvas shoes: in search of the culprit allergen. Contact Dermatitis, 78, n. 1, p. 7-11, Jan 2018.
17. Matthys E, Zahir A, Ehrlich A. Shoe allergic contact dermatitis. Dermatitis, 25, n. 4, p. 163-71, Jul-Aug 2014.
18. Fisker MH, Ebbehoj NE, Jungersted JM, Agner T. What do patients with occupational hand eczema know about skin care? Contact Dermatitis, 69, n. 2, p. 93-98, Aug 2013.
19. Samuelsson K, Bergstrom MA, Jonsson CA Westman G, et al. Diphenylthiourea, a common rubber chemical, is bioactivated to potent skin sensitizers. Chem Res Toxicol, 24, n. 1, p. 35-44, Jan 14 2011.
20. Hawkey S, Ghaffar S. Neoprene Orthopaedic Supports: An Underrecognised Cause of Allergic Contact Dermatitis. Case Rep Orthop, 2015, p. 496790, 2015.
21. Ozkaya E, Sun GP, Kobaner GB. Allergic contact dermatitis from diethylthiourea and carbamates in neoprene prayer socks with severe flare-up during patch testing. Contact Dermatitis, 82, n. 5, p. 311-313, May 2020.
22. Hald M, Menne T, Johansen JD, Zachariae C. Severe occupational contact dermatitis caused by black rubber as a consequence of p-phenylenediamine allergy

resulting from a temporary henna tattoo. Contact Dermatitis, 68, n. 6, p. 377-379, Jun 2013.
23. Bach RO, Thormann H, Christensen LP. Occupational periorbital allergic contact dermatitis caused by antioxidants in black rubber in an otorhinolaryngologist using an otomicroscope. Contact Dermatitis, 74, n. 2, p. 117-9, Feb 2016.
24. Lewis VJ, Hughes TM, Stone NM. Occupational allergic contact dermatitis to N-isopropyl-N-phenyl-p-phenylenediamine from a black rubber 'kidney' used in the ceramics industry. Contact Dermatitis, 55, n. 4, p. 250-251, Oct 2006.
25. Brar KK. A review of contact dermatitis. Annals of Allergy, Asthma & Immunology, 126, n. 1, p. 32-9, 2021.
26. Crepy MN. Rubber: new allergens and preventive measures. Eur J Dermatol, 26, n. 6, p. 523-530, Dec 1 2016.
27. Nucera E, Aruanno A, Rizzi A, Centrone M. Latex Allergy: Current Status and Future Perspectives. J Asthma Allergy, 13, p. 385-98, 2020.

9.5 Dermatite de Contato aos Medicamentos

Kleiser Aparecida Pereira Mendes

Introdução

Define-se como medicamento a substância utilizada para tratar, prevenir ou aliviar quaisquer sintomas de doença, mas pode ser responsável por diversos efeitos adversos dentre os quais a dermatite de contato (DC). Comumente, a dermatite de contato a medicamentos (DCM) ocorre com o uso de medicação tópica por ação direta na pele. Entretanto, cada vez mais são descritas reações sistêmicas em pacientes sensibilizados também por outras vias como oral, parenteral ou mesmo inalatória sendo chamada de DC sistêmica.

A DC a medicamentos pode ser considerada uma doença ocupacional quando ocorre em farmacêuticos e trabalhadores de indústria farmacêutica, veterinários e profissionais de saúde como enfermeiros.[1]

A incidência e prevalência de dermatite de contato por medicamentos depende da população estudada pois há diferenças entre regiões geográficas devido aos hábitos de prescrição e automedicação daquela determinada amostra.

Deve-se ressaltar que não só o princípio ativo do medicamento, mas os veículos e conservantes podem ser responsáveis pela dermatite.[2,3] O **Quadro 9.5.1** mostra as causas mais comuns de DCM.

QUADRO 9.5.1. Causas comuns de DCM

Antibióticos • Bacitracina • Neomicina • Gentamicina	Conservantes • Metilisotiazolinona • Etilenodiamina • Formaldeído • Cloreto de benzalcônio • Quartenium 15
Corticoides	Outros • Benzofenona • Benzocaina • Difenidramina/prometazina • Timerosal • Clorexidina
Veículos • Lanolina • Propilenoglicol • Bálsamo-do-peru • Clioquinol • Polietilenoglicol • Carboximetilcelulose	

Fonte: Gates A, et al. 2017;[2] Zalewska-Janowska A, 2017.[3]

Diversos fatores favorecem à DCM por alterarem a barreira cutânea, aumentando a absorção e, consequentemente, predispondo à irritação ou sensibilização do indivíduo à substância. Dermatoses preexistentes (psoríase, dermatite atópica, dermatite de mãos, úlceras de perna e dermatose de estase), determinadas áreas corporais (dobras, membros inferiores, região vulvar e perianal), doenças oftalmológicas e otite externa, medicação transdérmica e oclusão são alguns destes fatores.[4] Outros fatores, como gênero, antecedentes pessoais e predisposição genética, interferem na resposta cutânea a medicamentos facilitando o surgimento da dermatite de contato.[5] Indivíduos com mais de 40 anos têm maior probabilidade de apresentar reação cutânea a medicamentos devido à maior exposição.[6]

Fisiopatologia

A DCM tem mecanismos fisiopatológicos e apresentação clínica como todas as DC. Pode ser por irritante, por mecanismo alérgico ou por fotossensibilidade.

Os irritantes da pele como água, sabões, solventes e substâncias químicas são responsáveis por alterações da barreira cutânea agindo diretamente ou facilitando a penetração de alérgenos. As fitas adesivas de medicações transdérmicas ou aparelhos de fixação dérmica, como medidores de glicose, são exemplos de irritantes causadores de DC. O paciente deve ser orientado a retirar as fitas com delicadeza e variar o local de fixação.[2]

O mecanismo fisiopatológico responsável pela dermatite de contato alérgica por medicamento é hipersensibilidade mediada por células tipo IVa (células T/macrófagos) em que substâncias de baixo peso molecular (haptenos) sensibilizam o indivíduo que desenvolve reação quando ocorre reexposição à substância.

Fotossensibilidade induzida por drogas é uma reação cutânea que ocorre quando se usa uma medicação fotossensibilizante concomitante a uma exposição à radiação ultravioleta (UV) ou visível.[7,8] Pode ser classificada como fotoalérgica e fototóxica. A reação fotoalérgica envolve mecanismo de hipersensibilidade Tipo IV (mediada por células T), ocorre em indivíduos previamente sensibilizados cerca de 48 horas após a reexposição a pequenas quantidades da medicação. Já a fototoxicidade, que é a forma mais comum, ocorre por lesão rápida e direta da célula pela medicação ativada pela radiação UV 24-48 horas após a primeira exposição e, geralmente, é necessária grande quantidade da substância para causar a reação.[9,10] A fototoxicidade por medicamento sofre influência da capacidade individual de metabolizar a droga e, com isso, o responsável pela reação pode ser a substância nativa ou seu metabólito. Isso explica, em parte, porque alguns indivíduos apresentam reação e porque há diferentes intensidades de reação para uma mesma medicação. A radiação UVA é o comprimento de onda mais envolvido na fotossensibilidade à medicamento pois penetra na derme e alcança a droga. Entretanto, alguns medicamentos são ativados pela radiação UVB, como diuréticos tiazídicos, quinidina, os bloqueadores de canal de cálcio e fenotiazinas.[9]

Estima-se que mais de 300 medicamentos possam causar fotossensibilidade e a maioria apresenta ligações duplas insaturadas que absorvem a energia da radiação UV. Com isso, a medicação pode absorver energia e alcançar o estado ativado ou formar um hapteno estável que, com uma proteína carreadora, forma um antígeno completo. Deve-se ressaltar que determinadas drogas podem agir como fototóxica e/ou fotoalérgica. Amiodarona, doxiciclina, ácido nalidíxico, naproxeno, piroxicam, tetraciclina, vemurafenib e voriconazol são os fotossensibilizantes mais comuns.

Vários estudos relacionam a fotossensibilidade a medicamentos com risco aumentado de malignidades cutâneas (fotocarcinogênese), como melanomas, carcinoma basocelular e carcinoma de células escamosas, dentre elas a tetraciclina, hidroclorotiazida, quinolonas e voriconazol, mesmo com curto tempo de uso.[11-15]

Quadro Clínico

Clinicamente, a apresentação da DCM é semelhante à DC por outras substâncias. A forma aguda caracteriza-se por eritema, edema, vesículas, bolhas, crostas e escoriação e a crônica por descamação, fissuras e liquenificação. O prurido tem intensidade variável sendo mais intenso na dermatite de contato alérgica.

No caso de dermatite de contato por irritantes (DCI), as lesões surgem logo após a exposição como eritema, pápulas, vesículas e bolhas associadas a prurido, queimação ou dor no local de contato em qualquer indivíduo.

A dermatite de contato alérgica (DCA) por medicamento ocorre 48-72 horas após a reexposição à droga e manifesta-se por 4 subtipos de acordo com a sensibilidade do paciente e características da medicação (hapteno) em:[3]

- Localizada: quando a reação ocorre no local de contato do haptenos.
- Localizada com lesões-satélites: quando o hapteno absorvido na pele é veiculado via linfática.
- Generalizada: quando o hapteno absorvido na pele é veiculado por via sanguínea.
- Sistêmica: quando o hapteno sensibiliza a pele, mas ocorre reativação por outra via (inalatória, oral e parenteral). Nesse caso, pode ser descrita como Síndrome de Baboon ou exantema flexural e intertriginoso simétrico induzido por droga (*SDRIFE* – do inglês *Symmetric drug-related intertriginous and flexural exanthema*).[16] Mais detalhes no capítulo de DC sistêmica.

A fototoxicidade por medicamento surge minutos a horas após a exposição à radiação UV em indivíduos em uso de medicação fototóxica e apresenta-se como uma queimadura solar que pode ser assintomática ou leve com eritema, edema e queimação discretos até grave com intensa queimação e sensibilidade, dor, vesículas e bolhas em grande extensão. A reação ocorre no local da exposição à radiação UV e acomete principalmente face, antebraço, pescoço, tórax e pernas e poupa as áreas submentoniana, retroauricular e nasolabial, assim como as áreas cobertas por roupas. É frequente ocorrer hiperpigmentação pós-inflamatória após resolução do quadro.

Pseudoporfiria e reação liquenoide são entidades ligadas à fototoxicidade a medicamentos. A pseudoporfiria, como o nome diz, apresenta características clínicas e histopatológicas de porfiria cutânea tarda sem, entretanto, alteração das porfirinas. Naproxeno (principalmente), amiodarona, celecoxibe, ciclosporina, antibióticos betalactâmicos, furosemida, retinoides, ácido nalidíxico, voriconazol e as tetraciclinas são exemplos de medicação que pode levar à pseudoporfiria.[8,9,10]

As reações liquenoides apresentam-se como líquen plano (pápulas liquenoides ou placas anulares) ou líquen plano pigmentoso (manchas discrômicas), porém somente em área fotoexposta.[17] A reação liquenoide pode se manifestar como hiperpigmentação, principalmente em indivíduos de fototipo IV-VI e pode estar associada ao uso de diltiazen. Medicações como anti-hipertensivos, diuréticos e anti-inflamatórios não hormonais podem ser causadores de reação liquenoide.[18]

A fototoxicidade pode manifestar-se, ainda, como foto-onicólise, pigmentação cinza azulada e outras alterações de pigmentação da pele, telangiectasias, pelagra induzida por drogas e urticária solar induzida por drogas, porém são raras.[8]

A fotoalergia a medicamentos ocorre 24-48 horas após reexposição à radiação UV e medicação fotossensibilizante em indivíduos sensibilizados e pode se localizar em área fotoexposta ou coberta. Apresenta-se como uma DCA com eritema, vesículas, exsudato e crostas associados ao prurido. É importante ressaltar que as medicações tópicas são os agentes mais comuns da fotoalergia por medicamento. Por mais paradoxal que seja, os protetores solares (oxibenzona, octocrino e derivados de ácido para-aminobenzóico) são frequentes causas de dermatite fotoalérgica.[19] Outras substâncias envolvidas na fotoalergia são as fragrâncias como almíscar, óleo de ambrete e óleo de sândalo, antissépticos como clorexidina e hexaclorofeno e anti-inflamatórios não hormonais tópicos, como diclofenaco e cetoprofeno. Medicações sistêmicas como quinidina, griseofulvina, cetoprofeno, piroxicam, quinolonas e sulfonamidas podem causar fotoalergia por medicamentos.[10]

Diagnóstico

O diagnóstico de DCM baseia-se na história clínica, exame físico e, em determinadas situações, teste de contato e fototeste de contato.

A anamnese deve conter um histórico detalhado de uso de medicação, pregresso e atual, prescrito por médico ou farmacêutico ou automedicação, de uso tópico, inalatório, oral ou parenteral. Uma atenção especial deve ser dada a esse histórico, uma vez que muitos pacientes não consideram pomadas, colírios, fitoterápicos, produtos naturais, chás e óleos essenciais como "medicamentos". Uma linha do tempo com as substâncias usadas e o início dos sintomas ajuda na correlação causa-efeito, além de ajudar a diferenciar uma reação não imunológica (DCI, fototóxica) de uma imunológica (DCA, fotoalergia). Deve-se investigar se o paciente já fez uso da medicação suspeita ou medicação quimicamente relacionada e se houve reação semelhante anteriormente. O exame físico, por meio da avaliação das áreas acometidas e das características da lesão, vai orientar a identificação do tipo de DC (DCI, DCA, fotodermatite), se aguda ou crônica e possível agente envolvido (tópico ou sistêmico).

O teste de contato e o fototeste de contato estão indicados nos casos de DCA e fotoalergia a medicamentos. Os detalhes sobre estes testes estão descritos no Capítulo 5.

Tratamento

O tratamento se baseia na identificação e suspensão da medicação envolvida e orientação do paciente quanto a novas exposições da medicação causal e outras substâncias que possam ter reação cruzada. Nos casos de fotossensibilidade, orientar a não exposição à radiação UV e uso de protetores solares contra UVA e UVB.

Os casos de dermatite ocupacional, devem ser avaliados e orientados à luz de considerações trabalhistas e sociais.[1,4]

O tratamento medicamentoso vai depender do tipo de lesão e da extensão corporal acometida e consiste basicamente no uso de corticoides (tópicos ou orais) ou inibidores da calcineurina tópicos. Lembrar que a DCM pode ocorrer por conta do princípio ativo ou excipiente da medicação e seu tratamento deve levar isto em conta.

Considerações Especiais

Algumas medicações merecem uma atenção especial quando relacionadas à DCM.

▪ Corticosteroides

São medicações largamente usadas nas diversas especialidades clínicas, seja na forma tópica ou sistêmica. Entretanto, também são capazes de atuar como alérgeno e desencadear reações de hipersensibilidade tanto imediata (hipersensibilidade tipo I) quanto tardia (hipersensibilidade tipo IV). A DCA é a manifestação clínica mais frequente de hipersensibilidade aos corticoides.[20]

Deve-se suspeitar de DC ao corticosteroide quando houver persistência da lesão apesar do tratamento ou piora da dermatite, lesão com bordas mais intensas, exposição ocupacional ao corticoide e lesão no local onde a droga foi aplicada. Ressalta-se que se encontra corticosteroide em colírios, medicações inalatórias e nasais que podem estar envolvidos em eczemas periocular, perinasal e perioral, conjuntivite, rinite, estomatite e, eventualmente, broncoespasmo.[21,22]

Apesar de os pacientes com DC a corticosteroides tolerarem essas substâncias quando administradas por via sistêmica, DC sistêmica pode ocorrer, principalmente, quando usados via nasal ou inalatória.[23]

A prevalência de a alergia a corticoteroides tópicos varia de 0,2 a 5%.[24]

Os corticosteroides tópicos foram divididos em 4 classes de acordo com a estrutura química desde 1989 por Coopman,[25] a saber: A, B, C e D. Em 2000, houve uma revisão dessa classificação em que o grupo D foi subdividido em D1 e D2.[26] Em 2011, foi proposta uma classificação simplificada, em três grupos baseados na estrutura molecular e reatividade cruzada, na qual o grupo 1 é composto pela classe A, D2 e budesonida, o grupo 2 pela classe B e o grupo 3 pela classe C e D1,[27-29] como mostra a Tabela 9.5.1.

TABELA 9.5.1. Classificação dos corticoides

Grupos	1	2	3
Estrutura química	ASBAI - Dermatite - Tab 09-5-1_A.eps	ASBAI - Dermatite - Tab 09-5-1_B.eps	ASBAI - Dermatite - Tab 09-5-1_C.eps
Características	Não halogenados	Halogenados	Halogenados
Corticoides (exemplos)	Budesonida Acetato de cortisona Hidrocortisona Acetato de metilprednisolona Prednisolona Prednisolona sódica Prednisona Pivalato de tixocortol Triancinolona	Budesonida (isômero R)# Desonida* Flunisolida Halcinonida* Acetonida de triancinolona	Dipropionato de beclometasona Betametasona Propionato de clobetasol Dexametasona Fluocortolona Propionato de fluticasona Furoato de mometasona

* exceção; # Pode reagir isoladamente ou excepcionalmente com os acetonidos.
Fonte: Coutinho IA, 2020.[29]

Junto com essa classificação, foi proposta a diferenciação em dois perfis de pacientes:
- **Perfil 1:** indivíduo sensibilizado a somente 1 dos grupos.
- **Perfil 2:** sensibilizado a todos os grupos e esse, inclusive, com risco de reação generalizada com o uso de corticosteroide sistêmico.

O diagnóstico é feito pela clínica e pelo teste de contato.

O teste de contato pode ser feito com a bateria específica e com a medicação usada pelo paciente. Há algumas particularidades nesse teste com corticosteroides. Primeiro, nas primeiras leituras, pode haver o efeito borda onde há reação nas bordas do contensor, mas não no centro devido ao efeito anti-inflamatório mais evidente onde a concentração da substância é maior. Pode ocorrer um clareamento da pele devido ao efeito vasoconstrictor do produto. Devido ao efeito anti-inflamatório e imunossupressor dele, a última leitura deve ser feita após 7 dias da aplicação, a fim de evitar resultados falso-negativos.

A bateria de corticosteroide para teste de contato deve conter pelo menos os marcadores que são a budesonida, o pivalato de tixocortol ou acetato de hidrocortisona e butirato de hidrocortisona. No Brasil, as baterias de corticoides contêm pivalato de tixocortol e acetato de hidrocortisona (classe A), triancinolona acetonida e budesonida (classe B), fosfato de dexametasona (classe C), propionato de clobetasol e valerato de betametasona (classe D1) e butirato de hidrocortisona (classe D2).

Caso o teste de contato com a bateria de corticosteroide seja negativo e o teste com produtos comerciais seja positivo, deve-se afastar reação aos excipientes usados nestes produtos como clorocresol, álcool benzílico, etilenodiamina, palmitato isopropil, parabenos, polisorbato 60, propilenoglicol, álcool estearílico, dioctil sulfosuccinato de sódio, metabissullfito de sódio e 1,2-hexanetriol.[30,31] Assim, ressalta-se a necessidade de realizar o teste de contato com bateria padrão ou outras baterias uma vez que as preparações de corticosteroide tópico contém outras substâncias alergênicas como fragrâncias e conservantes.

No caso de o paciente apresentar positividade a um dos corticosteroides da bateria, ele deve ser orientado a evitar este e todos os pertencentes ao seu grupo. Se ainda restar dúvidas, realizar teste de uso com corticosteroides de outros grupos a fim de fornecer alternativas seguras ao paciente.

Nos casos de pacientes positivos a mais de um grupo, deve-se optar por alternativas como os inibidores de calcineurina ou crisaborole.

▪ Antibióticos Tópicos

São usados para tratamento de infecções cutâneas, oculares e otológicas. A incidência de reação a estas medicações varia de acordo com a prescrição em determinada região geográfica.

A neomicina, presente em várias preparações tópicas, muitas delas associadas aos corticosteroides tópicos, é o antibiótico mais comumente relacionado à DC. Faz reação cruzada com vários outros antibióticos, como estreptomicina, gentamicina, kanamicina, bacitracina e tobramicina, que devem ser evitadas no caso de DC à neomicina.

Ácido fusídico e bacitracina também são relatados como causadores de DC, mas em menor frequência que a neomicina.[32]

As penicilinas foram grandes sensibilizantes no passado assim como as sulfonamidas e, por isso, atualmente são poucas as preparações contendo essas substâncias. Encontra-se sulfonamidas em algumas preparações oftálmicas, vaginais e medicações para tratamento de úlceras de perna. A sulfadiazina de prata utilizada para tratamento de queimaduras é pouco sensibilizante. Tetraciclinas, clindamicina, cloranfenicol, mupirocina e clioquinol são fracos sensibilizantes e raramente estão envolvidos na DC a antibióticos tópicos.

A mupirocina é frequentemente utilizada como alternativa a outros antibióticos tópicos.

▪ Anestésicos Locais

Atualmente, os anestésicos locais são encontrados na forma parenteral usados em procedimentos médicos e odontológicos e na forma tópica em produtos para alívio de dor ou prurido, prurido vulvar, medicamentos para queimaduras, hemorroidas e aftas, goma de mascar e colutórios, dentre outros.

Os anestésicos locais são divididos em dois grupos: amida e éster. Procaína, tetracaína, cocaína e benzocaina são exemplos do grupo éster e lidocaína, mepivacaína, prilocaine, dibucaine e bupivacaína pertencem ao grupo amida. Devido à sua estrutura química, o grupo éster está mais frequentemente relacionado à DC a anestésicos locais e faz reação cruzada com ácido para-aminobenzoico, parafenilenodiamina, sulfonamidas, diuréticos tiazídicos e corantes azo e anilina. Raramente o paciente é alérgico aos dois grupos.[33]

É importante que o teste de contato contenha substâncias dos dois grupos. Caso o paciente seja alérgico ao grupo éster, ele pode usas os anestésicos locais do grupo amida e vice-versa. Se o paciente for positivo ao caína mix (benzocaina, tetracaina e dibucaína), deve-se testar cada substância em separado para identificação do agente causal.

▪ Anti-inflamatórios Não Hormonais

Os anti-inflamatórios não hormonais (AINH) são muito utilizados na prática clínica e, muitas vezes como automedicação. Os AINH tópicos podem causar diversos efeitos cutâneos adversos como DCI, DCA, dermatite fotoalérgica e fototóxica, urticária de contato lesões eritema multiforme símile e DC sistêmica.

▪ Anti-histamínicos

Podem ser divididos em seis classes: piperazina (dietilenodiamina), etanolamina, propilamina (alquilina), fenotiazina, piperidina e pirrolidina. O indivíduo alérgico a um determinado anti-histamínico deve ser orientado a evitar todo o grupo ao qual ele pertence.

Os anti-histamínicos tópicos são sensibilizantes bem conhecidos, principalmente como fotossensibilizantes. São encontrados em produtos para tratamento de prurido como cremes e colírios. Difenidramina, prometazina, clorfeniramina, clorpromazina e doxepina são medicamentos que podem ser causa de DCA, fotoalergia e DC sistêmica.

A etilenodiamina é um alérgeno do qual os anti-histamínicos hidroxizina e cetirizina são derivados, e é utilizado como estabilizador em diversos produtos tópicos como creme para os olhos, batom, protetor solar, loção de bronzeamento, produtos de cuidados oculares, *spray* feminino, cremes hidratantes e vários outros produtos como aminofilina, piritionato de zinco e resina epóxi.

▪ Sistemas Terapêuticos Transdérmicos

Sistemas terapêuticos transdérmicos com testosterona e estrogênio podem causar DC.[34] Entretanto, excipientes como etanol, celulose hidroxipropílica e colofônio agem como irritantes ou alérgenos, sendo provavelmente os responsáveis pela reação nestes dispositivos.

▪ Sensores de Glicose

O uso desses sensores tem se tornado muito frequente nos diabéticos e mudou a vida destas pessoas devido ao melhor controle da glicemia. Consequentemente, o número de reações cutâneas locais por estes dispositivos tem aumentado. O adesivo contendo acrilato de isobornil (IBOA, do inglês *isobornyl acrylate*) é o principal causador da DC nestes pacientes. Entretanto, estudos tem evidenciado outras substâncias envolvidas na DCI ou DCA por esses sensores, como o monometil éter de hidroquinona (HMME, do inglês *hydroquinone monomethyl ether*), butilfenol-p-terciário (BHT), colofônio e o Abitol®, uma mistura de sesquiterpeno lactonas e dimetilacrilamida.[35,36]

Referências Bibliográficas

1. Gilissen L, Boeckxstaens E, Geebelen J, Goossens A. Occupational allergic contact dermatitis from systemic drugs. Contact Dermatitis. 2020 Jan;82(1):24-30.
2. Gates A, Cullen S, Nykamp D. Drug-Induced Hypersensitivity Reactions: CutaneousEruptions. US Pharm. 2017;42(6):32-6.
3. Zalewska-Janowska A, Spiewak R, Kowalski ML. Cutaneous Manifestation of Drug Allergy and Hypersensitivity. Immunol Allergy Clin North Am. 2017 Feb;37(1):165-181.
4. Davis MD. Unusual patterns in contact dermatitis: medicaments. Dermatol Clin. 2009 Jul;27(3):289-97, vi.
5. Brandão FM, Goossens A. Topical drugs. In: Johansen JD, et al. (eds.). Contact Dermatitis. New York: Springer, 2011. 346-60.
6. Lazzarini R, Duarte I, Braga JC, Ligabue SL. Dermatite alérgica de contato a medicamentos de uso tópico: uma análise descritiva. An Bras Dermatol. 2009 Jan-Feb;84(1):30-4.
7. Blakely KM, Drucker AM, Rosen CF. Drug-Induced Photosensitivity-An Update: Culprit Drugs, Prevention and Management. Drug Saf. 2019 Jul;42(7):827-847.
8. Montgomery S, Worswick S. Photosensitizing drug reactions. Clin Dermatol. 2022 Jan-Feb;40(1):57-63.
9. James WD, Berger TG, Elston DM, Treat JR, Rosenbach MD, Neuhaus IM, et al. Contact Dermatitis and Drug Eruptions. In: Andrews' Diseases of the Skin: Clinical Dermatology. 12. ed. Philadelphia: Elsevier, 2016. 92-139.
10. Kutlubay Z, Sevim A, Engin B, Tüzün Y. Photodermatoses, including phototoxic and photoallergic reactions (internal and external). Clin Dermatol. 2014 Jan-Feb;32(1):73-9.

11. Li WQ, Drucker AM, Cho E, Laden F, VoPham T, Li S, et al. Tetracycline use and risk of incident skin cancer: a prospective study. Br J Cancer. 2018 Jan;118(2):294-8. doi: 10.1038/bjc.2017.378. Epub 2017 Oct 26.
12. Khandpur S, Porter RM, Boulton SJ, Anstey A. Drug-induced photosensitivity: new insights into pathomechanisms and clinical variation through basic and applied science. Br J Dermatol. 2017 Apr;176(4):902-909.
13. Pedersen SA, Gaist D, Schmidt SAJ, Hölmich LR, Friis S, Pottegård A. Hydrochlorothiazide use and risk of nonmelanoma skin cancer: A nationwide case-control study from Denmark. J Am Acad Dermatol. 2018 Apr;78(4):673-81.e9.
14. Miller DD, Cowen EW, Nguyen JC, McCalmont TH, Fox LP. Melanoma associated with longterm voriconazole therapy: a new manifestation of chronic photosensitivity. Arch Dermatol 2010; 146(3): 300-4.
15. Tang H, Shi W, Song Y, Han J. Voriconazole exposure and risk of cutaneous squamous cell carcinoma among lung or hematopoietic cell transplant patients: A systematic review and meta-analysis. J Am Acad Dermatol. 2019 Feb;80(2):500-507.e10.
16. Groot AC. Systemic allergic dermatitis (systemic contact dermatitis) from pharmaceutical drugs: A review. Contact Dermatitis. 2022 Mar;86(3):145-64.
17. Munera-Campos M, Castillo G, Ferrándiz C, Carrascosa JM. Actinic lichen planus triggered by drug photosensitivity. Photodermatol Photoimmunol Photomed. 2019 Mar;35(2):124-126.
18. O'Connor R, Flynn A, Crowther S, Tobin AM, Connolly M. Drug-induced photodistributed rash. Clin Exp Dermatol. 2017 Jul;42(5):590-592.
19. Kerr A, Ferguson J. Photoallergic contact dermatitis. Photodermatol Photoimmunol Photomed. 2010 Apr;26(2):56-65.
20. Berbegal L, DeLeon FJ, Silvestre JF. Hipersensitivity Reactions to Corticosteroids. Actas Dermosifiliogr. 2016 Mar;107(2):107-15. English, Spanish.
21. Baeck M, De Potter P, Goossens A. Allergic contact dermatitis following ocular use of corticosteroids. J Ocul Pharmacol Ther. 2011 Feb;27(1):83-92.
22. Baeck M, Pilette C, Drieghe J, Goossens A. Allergic contact dermatitis to inhalation corticosteroids. Eur J Dermatol. 2010 Jan-Feb;20(1):102-8.
23. Baeck M, Marot L, Nicolas JF, Pilette C, Tennstedt D, Goossens A. Allergic hypersensitivity to topical and systemic corticosteroids: a review. Allergy. 2009 Jul;64(7):978-94.
24. Nguyen HL, Yiannias JA. Contact Dermatitis to Medications and Skin Products. Clin Rev Allergy Immunol. 2019 Feb;56(1):41-59.
25. Coopman S, Degreef H, Dooms-Goossens A. Identification of cross-reaction patterns in allergic contact dermatitis from topical corticosteroids. Br J Dermatol. 1989 Jul;121(1):27-34.

26. Matura M, Goossens A. Contact allergy to corticosteroids. Allergy. 2000 Aug;55(8):698-704.
27. Baeck M, Chemelle JA, Goossens A, Nicolas JF, Terreux R. Corticosteroid cross-reactivity: clinical and molecular modelling tools. Allergy. 2011 Oct;66(10):1367-74.
28. Baeck M, Goossens A. Immediate and delayed allergic hypersensitivity to corticosteroids: practical guidelines. Contact Dermatitis. 2012 Jan;66(1):38-45.
29. Coutinho IA, Pita J, Moura A, Alves M, Loureiro C, Bom A. Hipersensibilidade a corticosteroides – Uma revisão. Rev Port Imunoalergologia 2020; 28 (3): 149-60.
30. Coloe J, Zirwas MJ. Allergens in corticosteroid vehicles. Dermatitis. 2008 Jan-Feb;19(1):38-42.
31. Rietschel RL, Fowler JL. Topical corticosteroids. In: Rietschel RL, Fowler JL. (eds.) Fisher's contact dermatitis. Hamilton: BC Decker Inc; 2008. p. 254-65.
32. Morris SD, Rycroft RJ, White IR, Wakelin SH, McFadden JP. Comparative frequency of patch test reactions to topical antibiotics. Br J Dermatol. 2002 Jun;146(6):1047-51.
33. Gunson TH, Greig DE. Allergic contact dermatitis to all three classes of local anaesthetic. Contact Dermatitis. 2008 Aug;59(2):126-7.
34. Ta V, Chin WK, White AA. Allergic contact dermatitis to testosterone and estrogen in transdermal therapeutic systems. Dermatitis. 2014 Sep-Oct;25(5):279.
35. Navarro-Triviño FJ. Skin Reactions to Glucose Sensors: Present and Future. Actas Dermosifiliogr (Engl Ed). 2021 May;112(5):389-91. English, Spanish.
36. Queirós CS, Alexandre MI, Garrido PM, Almeida LS, Correia T, Filipe P. (2020). Acquired Leukoderma in a Patient with Allergic Contact Dermatitis to FreeStyle Libre. Journal of the Portuguese Society of Dermatology and Venereology, 78(4), 381-384.

Capítulo 10

Tratamento

Cristina Worm Weber
Vanessa Ambrosio Batigália

Medidas Gerais

O principal tratamento da dermatite de contato (DC) consiste em identificar e evitar o agente causal.[5] O agente causal pode ser um alérgeno, no caso das dermatites de contato alérgicas, ou irritante, no caso das dermatites de contato irritativas. A identificação do alérgeno compreende uma anamnese detalhada, exame físico determinando a localização das lesões e realização de testes alérgicos de contato com baterias disponíveis e também com produtos de uso trazidos pelo paciente. Os resultados do *patch test* devem ser interpretados criteriosamente, estabelecendo a relevância das substâncias positivas com o quadro clínico do paciente.[3]

Para evitar o alérgeno, é necessário que o paciente identifique os locais onde ele se encontra presente. O paciente deve ser instruído para realizar a leitura dos rótulos e também a identificar ingredientes que possam ocasionar reações cruzadas.[2] Os alérgenos podem ser de uso doméstico, como no caso de componentes de produtos de higiene pessoal, podem estar presente nas práticas esportivas, atividades de lazer ou podem ser ocupacionais. O paciente deve ser reavaliado depois de algumas semanas para verificar a adesão às medidas restritivas e a resposta ao tratamento.

Nas dermatites de contato irritativas, a redução da frequência e intensidade de exposição podem ser suficientes para o controle das manifestações clínicas. Portanto, medidas de proteção individual, como cremes de barreira, luvas e roupas protetoras são mais eficazes na dermatite de contato irritativa do que na dermatite de contato alérgica.[3]

Fatores que alteram a barreira cutânea podem dificultar o tratamento dos pacientes. Recomenda-se, em geral, evitar molhar e secar a pele repetidamente, minimizar a fricção e evitar tecidos ásperos, evitar o contato direto da pele com solventes, óleos e detergentes, utilizando equipamentos de proteção adequados, utilizar água fria ou morna nos banhos, utilizar soluções de limpeza dermatológicas ao invés de sabões, evitar uso prolongado de luvas e utilizar emolientes suaves.[7] O uso de emolientes e umectantes pode reduzir o prurido, reduz a frequência das crises e restaura o balanço lipídico da pele.[5]

Entretanto, muitas vezes a DC pode estar associada a doenças endógenas, como a dermatite atópica e, nestes casos, a remoção dos alérgenos pode não ser suficiente para a melhora do paciente. Em outros casos, o alérgeno pode não ser identificado ou não se consegue evitar o contato, sendo necessário outras medidas terapêuticas.

Tratamento Medicamentoso

▪ Corticosteroides Tópicos e Sistêmicos

Os corticosteroides tópicos são considerados tratamento de primeira linha para casos agudos leves e moderados de dermatite de contato. Ao prescrever o corticosteroide tópico deve-se considerar o local que será aplicado, bem como sua potência.[5] A região genital é o local de maior absorção (200 vezes maior que o tronco e extremidades), que decorre da oclusão pelas roupas e fraldas. Face, axilas e a região inguinal também apresentam taxas elevadas de absorção, sendo recomendada a utilização de corticosteroides de baixa ou média potência segundo a Tabela 10.1. Nas lesões moderadas ou graves, deve-se optar por uma terapêutica de média potência, pois os resultados serão mais rápidos, encurtando-se o tempo de uso.[1]

TABELA 10.1. Potência dos corticoides tópicos

Grupo	Medicamento
Grupo I – Superpotentes	Propionato de clobetasol 0,05% (creme e pomada)
Grupo II – Potentes	Dipropionato de betametasona 0,05% (pomada) Valerato de betametasona 0,1% (pomada) Halcinonida 0,1% (pomada) Valerato de diflucortolona (creme e pomada)
Grupo III – Potentes	Dipropionato de betametasona 0,05% (creme) Valerato de betametasona 0,1% (creme) Halcinonida 0,1% (creme) Acetonido de triamcinolona (pomada)
Grupo IV – Potência M	Furoato de mometasona 0,1% (pomada) Acetonido de fluocinolona (pomada) Prednicarbato (pomada) Acetonido de triamcinolona (creme) Desonida (pomada) Aceponato de metilprednisolona (creme)
Grupo V – Potência Média	Furoato de mometasona 0,1% (creme) Acetonido de fluocinolona (creme) Prednicarbato (creme) Desonida (creme) Aceponato de metilprednisolona (creme)
Grupo VI – Potência Leve	Fluorandrenolide (creme ou pomada) Hidrocortisona (pomada) Pivalato de flumetasona (creme ou pomada)
Grupo VII – Potência Leve	Hidrocortisona (creme) Dexametasona Prednisolona Metilprednisolona

Fonte: Antunes, et al.[1]

Os corticosteroides sistêmicos como a prednisolona e prednisona na dose de 40 mg/dia proporcionam alívio rápido, mas podem ocorrer eventos adversos sistêmicos, portanto é importante retirar e/ou diminuir a dose assim que possível e utilizar por um período máximo de 14 dias.[1]

Outros Tratamentos

Cremes de barreira e emolientes livres de potenciais alérgenos podem ser úteis no tratamento da dermatite de contato crônica para diminuir o ressecamento e prurido das áreas afetadas.[6] Os inibidores de calcineurina (tacrolimus, pimecrolimus) são uma alternativa aos corticoides em casos crônicos, principalmente em face, pálpebra, genitália e região intertriginosa.

Os anti-histamínicos não são indicados no tratamento da DCA pela própria fisiopatologia da doença. Antibióticos orais (cefaloesporinas, eritromicina ou flucloxacilina) ou antibióticos tópicos (mupirocina ou ácido fusídico) podem ser necessários. Em casos de dermatite de contato sistêmica dietas de exclusão, como dieta de baixo teor de níquel, pode ser útil.

A fototerapia com luz ultravioleta pode ser utilizada nos crônicos ou refratários aos tratamentos de primeira linha. Do mesmo modo, imunossupressores sistêmicos, como a ciclosporina, a azatioprina e o metotexato, podem ser indicados. A acitretina pode ser útil em alguns casos, particularmente se houver envolvimento palmar hipercceratótico. Há ensaios clínicos em andamento que sugerem o uso do dupilumabe seja eficaz no tratamento da dermatite de contato.[6]

Referências Bibliográficas

1. Antunes AA, Solé D, Carvalho VO, Bau AEK, Kushnir FC, Mallozi MC, et al. Guia Prático de atualização em dermatite atópica – Parte II: abordagem terapêutica. Posicionamento conjunto da Associação Brasileira de Alergia e

Imunologia e da Sociedade Brasileira de Pediatria. Arquivos de Asma, Alergia e Imunologia. 2017, Vol.1. N. 2. 131-57
2. Brar KK. A review of contact dermatitis. Ann Allergy Asthma Immunology. 2021 Jan;126(1): 32-9.
3. Johansen JD, Frosch PJ, Lepoittevin J-P. Contatct Dermatitis. 5 ed. Springer, 2021.
4. Hadzavdic SL, Pustisek N, Zuzul K, Svigir A. Contact Allergy: An Update. G Ital Dermatol Venearol. 2018 Jun; 153(3):419-28.
5. Nassau S, Fonacier L. Allergic Contact Dermatitis. Medical Clinics of North America. 2020 Jan; 104 (1):61-76.
6. Nixon LR, Felmingham C. Lebwohl M et al. Allergic Contact Dermatitis and Photoallergic: Treatment of Skin Disease. Compreensive Therapeutic Strategies. 6. ed. Elsevier, 2022.
7. Scheinman PL, Vocanson M, Thyssen JP, Johansen JD, Nixon RL, Dear K, et al. Contact Dermatitis. Nat Rev Dis Primers. 2021 May 27;7(1):38.

Índice Remissivo

A

Acetato de tocoferol, 97

Aço, 129

Acrilato de isobornil, 97

Alérgenos
  de contato emergentes na infância, 96
  principais, 107

Alergia
  ao látex, 75
  aos cromatos, 122
  de contato por fragrâncias
    fatores, influenciadores na, 143

Alumínio, 127

Anestésicos locais, 204

Anti-hiperlipidêmicos, 39

Anti-hipertensivos, 38

Anti-histamínicos, 205

Anti-inflamatórios não hormonais, 204

Antibióticos tópicos, 203

B

Bálsamo-do-peru, 92

Bicromato de potássio, 91

Borracha, 177
  aplicações da, 177
  principais aditivos da, 180

Bronopol, 166

C

Ciclopentasiloxane, 97

Cloreto
  de benzalcônio, 96, 173
  de cobalto, 91

Clorexidina, 96

Cobalto, 123

Cobre, 129

Cocoamidopropil betaína, 95

Compositae mix, 93

Conservantes, 92, 161, 163

Corticosteroides, 200
  tópicos e sistêmicos, 211

Couro cabeludo, 70

Cromo, 119

D

Deposição, penetração e permeação dos metais na pele, 114

Dermatite artefata, 29

Dermatite
 atópica, 75
 de contato, 2
  alérgica(s), 3, 9, 66
   não eczematosas, 20
   nas pálpebras, 67
  aos medicamentos, 192
   diagnóstico, 198
   fisiopatologia, 194
   quadro clínico, 196
   tratamento, 199
  diagnóstico, 43
   diferencial, 65
    por localização, 70
  exame físico, 45
  fisiopatologia, 7
  hipercromiante, 24
  hipocromiante, 26
  histopatologia, 49
  história clínica, 44
  irritativa, 3, 8, 66
  linfomatoide, 27
  liquenoide, 26
  na infância, 85
   associação com dermatite atópica, 87
   contactantes mais comuns em crianças, 90
   definição, 86
   diagnóstico, 88
   localização das lesões, 89
   prevalência, 86
  ocupacional, 77
   por fragrâncias, 152
  por fotossensibilidade, 31
  por irritação primária no dorso da mão, 67
  por proteínas, 17
  purpúrica, 24
  pustulosa, 28
  quadro clínico, 15
  tipo eritema multiforme, 21
  tratamento da, 210
  fotoalérgicas, 34
  fototóxica, 33

Diagnóstico de alergia aos cromatos, 122

Diazolidinil ureia, 167

Disidrose, 27

Distúrbios respiratórios, 149

Ditiocarbamatos, 180

DMDM hidantoína, 168

E

Eczema disidrótico, 75

Efeitos adversos induzidos por fragrâncias, 151

Emolientes, 95

Escabiose, 76

Euxyl K400®, 171

Exclusão empírica de alérgenos, 100

Exposição aos alérgenos mais frequentes por faixa etária, 98

F

Face e pescoço, 71

Fenoxietanol, 171

Fontes de exposição ao cromo, 120

Formaldeído, 163

Fotossensibilidade por medicamentos, 36

Fotossensibilização, 149

Fototeste de contato, 60

Fragrâncias, 92
  mix, 93
  que causam reações do tipo imediatas, 152

G

Glucosídeos, 95

Glúteos, 75

Guanidinas, 182

H

Hidroclorotiazida, 37

Hidroperóxido
  de limoneno, 97
  de linalol, 97

I

Imidazolidinil ureia, 167

Iodopropinilbutinilcarbamato, 168

J

Kathon CG®, 169

L

Lanolina, 95

Lesões eritema polimorfo-*like*, 69

Liberadores de formaldeído, 165

M

Manifestações clínicas
  eczematosas, 146
  não eczematosas, 68, 149
Medicamentos
  fotossensibilizantes, 38
  tópicos, 91
Melanose de Riehl, 26
Membros superiores e
  inferiores, 72
Metais, 90, 111
Metilcloroisotiazolinona, 169
Metildibromoglutaronitrilo, 171
Metilisotiazolinona, 169

N

N,N-dimetilacrilamida, 97
Não liberadores de formaldeído, 168
Neomicina, 91
Níquel, 90, 111

O

Ouro, 125

P

Paládio, 126
Palmas, 73
Pantenol, 96
Parafenilenodiamina, 96
Penetração e permeação do
  cromo na pele, 121
Plantas, 73, 93
PPD mix (mix da borracha
  preta), 186
Propilenoglicol, 95
Psoríase
  invertida, 75
  plamoplantar, 76

Q

Quaternium-15, 165

R

Radiação ultravioleta B, 32
Reações
  a fragrâncias, 138
  cutâneas
    imediatas, 16

tardias, 18
fotoalérgicas ou
fototóxicas, 32
imediatas, 152
Região genital, 75

S

Sensores de glicose, 205

Síndrome
  da pele excitada, 58
  PPPP, 24

Sistemas terapêuticos
transdérmicos, 205

Surfactantes, 95

T

Teste de contato, 43, 50
  aberto, 59
  aplicação do teste, 53
  com medicamentos, 60
  de uso ou provocativo, 59
  em crianças, 98
  escolha dos alérgenos e
    baterias disponíveis, 52
  interpretação do resultado, 56
  leituras do teste, 54
  outros tipos de, 59
  resultado do, 55
  semiaberto, 59

Tiazóis, 183

Timerosal, 172

Tinha do pé, 76

Tiosalicilato etilmercúrio de
sódio, 172

Titânio, 128

Tiurams, 180

Tiureias, 184

Tronco, 73

U

Urticária de contato, 16

Uso de luvas, 188